SAÚDE
É
PREVENÇÃO

Gilberto Ururahy & Galileu Assis

SAÚDE É PREVENÇÃO

Rocco

Copyright © 2022 *by* Gilberto Ururahy e Galileu Assis

Ilustrações de capa e abertura de capítulos: Veridiana Scarpelli
Infográficos: Fernando Alvarus

Direitos desta edição reservados à
EDITORA ROCCO LTDA.
Rua Evaristo da Veiga, 65 – 11º andar
Passeio Corporate – Torre 1
20031-040 – Rio de Janeiro – RJ
Tel.: (21) 3525-2000 – Fax: (21) 3525-2001
rocco@rocco.com.br
www.rocco.com.br

Printed in Brazil/Impresso no Brasil

CIP-Brasil. Catalogação na Publicação.
Sindicato Nacional dos Editores de Livros, RJ.

U81s
Ururahy, Gilberto
Saúde é prevenção / Gilberto Ururahy, Galileu Assis ; ilustração Veridiana Scarpelli. – 1. ed. – Rio de Janeiro : Rocco, 2022.
: il.

ISBN 978-65-5532-231-6
ISBN 978-65-5595-115-8 (e-book)

1. Hábitos de saúde. 2. Cuidados pessoais com a saúde. 3. Bem--estar. I. Assis, Galileu. II. Scarpelli, Veridiana. III. Título.

22-77047
CDD: 613
CDU: 613

Meri Gleice Rodrigues de Souza – Bibliotecária – CRB-7/6439

O texto deste livro obedece às normas do
Acordo Ortográfico da Língua Portuguesa.

Este livro é dedicado aos nossos 200 mil clientes que realizaram o check-up médico e nos forneceram inestimável fonte de estudos e pesquisas para o desenvolvimento deste trabalho.

É dedicado também às nossas equipes médicas e administrativas que, com dedicação, zelo e competência, souberam ouvir, examinar e registrar as informações fornecidas por cada cliente.

E, finalmente, às nossas famílias e aos nossos amigos, que souberam perdoar as horas subtraídas do convívio diário.

SUMÁRIO

Apresentação – Gilberto Ururahy e Galileu Assis 13
Idade e comorbidade 15

CAPÍTULO 1
MELHOR DO QUE TRATAR É PREVENIR

Você é muito mais do que seus sintomas 21
Comece a mudar enquanto há tempo! 28

CAPÍTULO 2
ESTRESSE, O VETOR PARA O ESTILO DE VIDA INADEQUADO

Singularidade do ser humano 33

Estresse e suas características 35

Mitos sobre o estresse 41

Cuidado com o *burnout* 46

Depressão permanente pode levar ao *burnout* 51

Sintomas fisiológicos ligados ao estresse 53

Passos para gerenciar o estresse 53

CAPÍTULO 3
VOCÊ TAMBÉM É O QUE VOCÊ COME

À mesa com prazer, bom apetite.. 64

Obesidade alarmante: a face oculta da pandemia
da Covid-19 65

Carboidratos, o primeiro combustível do corpo........................ 67

Proteínas e gorduras com cuidado 68

Pouco sal também é bom e mais saudável................................. 70

Adoçantes engordam 71

Como montar um prato saudável.. 72

CAPÍTULO 4
XÔ, PREGUIÇA

Diretrizes atualizadas.. 82

Apenas um par de tênis... 84

Mexa-se para combater doenças... 86

Prozac ou Adidas?... 87

O passo a passo da vida ativa 90
Alimentação para o bom rendimento 98
Mitos 99
Em resumo 101

CAPÍTULO 5
É HORA DE DESLIGAR

Poucas horas de sono, muitos riscos 107
O bom exemplo de Bono Vox e seus óculos com lentes
de cor laranja à noite 109
Proteja-se da luz azul à noite 112
Risco de acidentes 113
Insônia 114
Apneia do sono 115
Pernas inquietas 117
Atividade física 118
Alimentação 119

CAPÍTULO 6
O CORAÇÃO SAUDÁVEL

Primeiros passos para proteger seu coração 126
Hipertensão arterial 127
Estresse aumenta risco 129
Cuidado com a síndrome metabólica 132

Infarto do miocárdio e obstrução coronariana 134
O equilíbrio do colesterol 136
Mudando seu estilo de vida 138
Estilo de vida saudável mesmo com a doença........................ 142

CAPÍTULO 7

DIAGNÓSTICO PRECOCE: O FUTURO JÁ CHEGOU

Doenças crônicas: se na pandemia o vírus foi o fósforo, elas são o combustível 149
Distúrbios do sono 151
Saúde ocular... 152
Câncer: atenção aos sinais 152
Evite o diagnóstico tardio 154
- Mama 154
- Colorretal... 156
- Próstata 158
- Ginecológico 160
- Pele.. 161
- Pulmonar... 162
- Estômago 162

Doenças da tireoide 163
Vacinas 165
Exames laboratoriais... 166
Mente sã em corpo são 167

CAPÍTULO 8
ESTILO DE VIDA SAUDÁVEL, O MELHOR REMÉDIO PARA DOENÇAS CRÔNICAS

Amizades, emoções, sexo e família: antídotos às doenças 171
Você é seu melhor remédio 176

Bibliografia 179

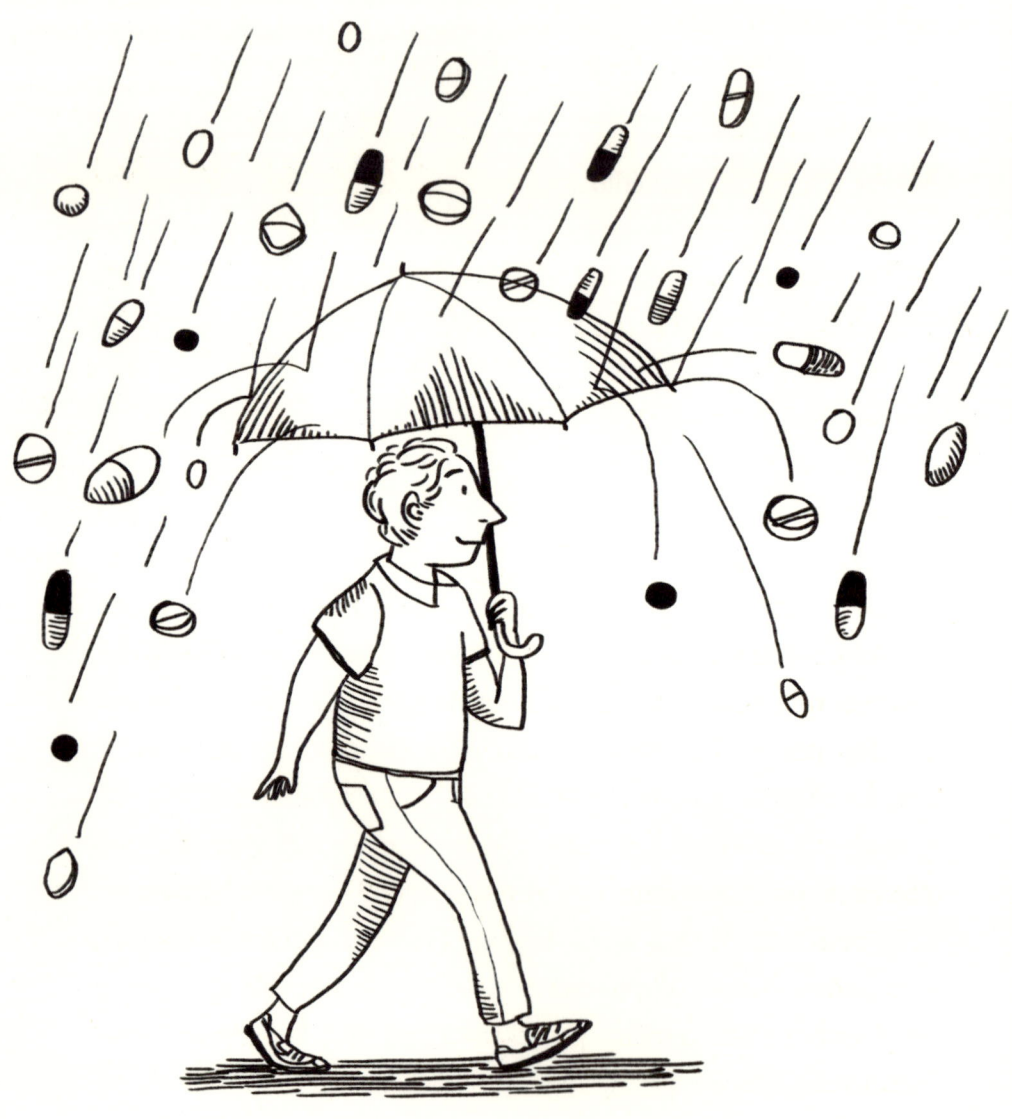

APRESENTAÇÃO

O ano de 2020 foi marcante para toda a humanidade: surgiu o novo coronavírus (Sars-CoV-2), responsável pela Covid-19, doença que parou o mundo e ainda em 2021 afetou a maioria dos países. Foi também um período significativo para as nossas clínicas. Celebramos 30 anos de existência da Med-Rio Check-up, com mais de 200 mil *check-ups* médicos realizados em executivos, homens e mulheres, das maiores empresas estabelecidas no Brasil, além de profissionais liberais de diversas profissões. Nosso livro estava pronto, a caminho da editora para publicação, porém, precisamos recolhê-lo para escrever um pouco sobre a pandemia, que não concluiu o seu ciclo em nosso planeta.

O vírus desconhecido, que matou e continua dizimando milhares de pessoas em todos os continentes, apesar do desenvolvimento de vacinas em tempo recorde, provocou mudanças profundas e rápidas na sociedade. As residências se transformaram do dia para a noite em filiais das empresas e das escolas. Os níveis de estresse explodiram e, como consequência, os hábitos de vida se modificaram. Paralelamente, a mídia, com as pessoas enclausuradas em suas casas, noticiava, sem trégua, o que se passava nos hospitais, número de óbitos e discussões, às vezes estéreis, a respeito de determinados medicamentos. E a própria Organização Mundial da Saúde (OMS) se perdeu em seus comunicados à população mundial.

O caos se instalou no planeta. As pessoas, muitas sem contato com seus familiares, em especial os idosos (rotulados como potenciais vítimas fatais) e as crianças, sofreram enormemente a consequência do isolamento súbito. E a pandemia do novo coronavírus apresenta seus desdobramentos.

A saúde física e mental da população se fragilizou. As pessoas passaram a se alimentar mal e mais; tornaram-se sedentárias; o peso corporal, em geral, aumentou muito; o sono foi agredido e piorou de qualidade. A doença crônica será, possivelmente, a primeira pandemia após o contágio do vírus da Covid-19.

O segundo flagelo será representado pelo maior número de indivíduos com doenças mentais, principalmente depressão, ansiedade e transtorno de estresse pós-traumático. Devido à brusca mudança nas rotinas do cotidiano, o homem precisou se adaptar ao novo status de vida, e os níveis de estresse cresceram exponencialmente.

O estresse nada mais é do que a necessidade do ser humano de se adaptar às mudanças. Na pandemia, elas foram profundas, súbitas e prolongadas. Diante de tantas incertezas e medo, muitas pessoas sucumbiram às novas demandas de comportamento.

IDADE E COMORBIDADE

Fisicamente, chamam a nossa atenção ao longo da pandemia dois parâmetros de saúde, que, associados, geram o maior número de vítimas. Se observarmos e compararmos o que aconteceu em termos de mortes no país mais longevo do planeta, o Japão, e os Estados Unidos – população com grande incidência de comorbidades e alto percentual de idosos –, a diferença é assustadora. Durante a pandemia, até o fechamento da edição deste livro, nos Estados Unidos faleceram um milhão de pessoas contra 25 mil no Japão. Sem dúvida, o estilo de vida do povo japonês é bastante diferente daquele desenvolvido pela população americana.

Estudos da Universidade de Stanford apontam que 73% das mortes no mundo são decorrentes do estilo de vida inadequado. A Sociedade Brasileira de Cardiologia chama a atenção para a epidemia de infartos em mulheres jovens. E, segundo a OMS, o acidente vascular encefálico e o ataque cardíaco matam ou incapacitam as mulheres duas vezes mais do que a soma dos cânceres femininos.

Entre os homens, a incidência de doenças coronarianas e episódios de câncer aumentaram em jovens. Mais uma vez, enfatizamos a importância da adoção de um estilo de vida saudável. É o verdadeiro remédio para as doenças crônicas, as comorbidades, tão faladas ao longo da pandemia. Quando associamos os bons hábitos (alimentação balanceada, prática regular de atividade física e sono repousante) aos cuidados com a prevenção, os caminhos para a longevidade com autonomia se abrem para a humanidade. Este é o tema do nosso livro, e esperamos que ele faça o leitor refletir em busca da otimização de bem-estar e saúde, o combustível da vida.

Mesmo no período mais difícil da pandemia, atuamos normalmente em nossas clínicas e, a partir deste trabalho, relatamos nosso cotidiano e nossas experiências. Agora estamos atentos às sequelas do novo coronavírus.

Ao longo das três últimas décadas, as unidades da Med-Rio Check-up foram se modernizando e inovando, formando um time multidisciplinar, altamente qualificado, com professores em suas especialidades. Desenvolveu uma concepção inovadora para o check-up médico com a realização de exames em 12 especialidades, em um único local, em apenas cinco horas, com períodos exclusivos para homens e mulheres, e disponibilidade dos resultados em 24 horas, via aplicativo próprio.

Promoção da saúde é uma de nossas bandeiras no cotidiano. E todas as ações da Med-Rio Check-up seguem as diretrizes de Environmental, Social and Governance (ESG) e visam a educar para um estilo de vida adequado, contribuindo para a redução de gastos médicos na sociedade. Em português, ESG pode ser traduzida como as boas práticas ambientais, sociais e de governança corporativa.

Seguir os princípios ESG atesta que a corporação é consciente e antenada com as diretrizes que norteiam a agenda do século XXI. Na esfera ambiental, isso significa evitar as agressões aos ecossistemas, ao uso racional de recursos e não poluir. No escopo social, as companhias devem estar atentas às suas responsabilidades com os clientes, ao impacto na sociedade e aos direitos dos colaboradores. E, finalmente, no que compete à governança, cabe à empresa dedicar-se aos princípios éticos, à gestão de riscos, à transparência fiscal e às práticas anticorrupção.

Nossas clínicas são 100% digitais. Abolimos o papel. Assim não agredimos o meio ambiente, preservando árvores. No mesmo sentido, tratamos a partir de coletas terceirizadas os resíduos sólidos. No que tange ao social, divulgamos por intermédio de livros, artigos, *lives* e entrevistas todas as experiências acumuladas em nossas duas unidades, a fim de informar à população sobre a importância da manutenção de hábitos de vida saudáveis.

Nossos médicos são certificados pelo Colégio Americano da Medicina do Estilo de Vida e, em caráter permanente, transmitem seus conhecimentos para a prevenção de doenças. Nossos colaboradores, em cada área de atuação, seguem manuais de operação (sempre atualizados), são treinados por consultores externos, têm seus planos de carreira bem definidos, trabalham com conforto e atuam de forma coerente na política de diversidade que adotamos. Todos foram treinados e certificados para a aplicação correta da Lei Geral de Proteção de Dados (LGPD), no que tange a dados sensíveis de titulares da informação. E, finalmente, sob orientação de consultor externo, realizamos grande adequação das clínicas à segurança cibernética.

Ainda quanto à governança corporativa, em 2016, a Med-Rio Check-up foi a primeira clínica do setor a desenvolver seu "Código de Conduta", em parceria com todos os colaboradores. É nosso guia do cotidiano.

Este livro pode ser lido na ordem em que é apresentado ao leitor ou você pode ir direto a um assunto do seu interesse mais particularmente, em determinado momento, como um guia.

Gilberto Ururahy e Galileu Assis
Diretores médicos da Med-Rio Check-up

CAPÍTULO 1

MELHOR DO QUE TRATAR É PREVENIR

"Cuide da sua saúde para não precisar tratar da doença." À medida que o século XXI avança, consolida-se a máxima sobre a revolução da medicina preventiva. Todas as áreas médicas evoluem depressa, com procedimentos menos invasivos, remédios mais precisos e atenção ao bem-estar psíquico. A mudança de mentalidade é um dos pilares da prevenção: o estilo de vida é um fator determinante para o sucesso de qualquer tratamento. Hoje, nos Estados Unidos e em outros países desenvolvidos, surge uma nova especialidade de medicina aplicada ao estilo de vida. E como a ciência não substitui o desempenho humano, a decisão de melhorar sua qualidade de vida depende de uma só pessoa: você é o seu melhor remédio.

Esqueça os milagres. O que existe são mudanças efetivas, que começam longe do balcão da farmácia. A regra de ouro é manter hábitos saudáveis: alimentação equilibrada, atividade física regular, evitar o sobrepeso, não fumar, beber moderadamente e ter um sono reparador. Atitudes simples que, durante a vida adulta, têm um forte impacto preventivo. Pesquisas realizadas em centros de referência são taxativas quanto a isso. Um estudo da Universidade de Stanford, nos Estados Unidos, mostrou que 73% das mortes nas grandes cidades estão relacionados aos maus hábitos (o estilo de vida inadequado); o fator genético participa com apenas 17%, e outras causas com 10% (como a violência urbana). Um dos maiores estudos sobre estilo de vida feito nos Estados Unidos (pelo Departamento de Nutrição da Escola de Saúde Pública T. H. Chan, da Universidade de Harvard, e publicado na revista científica *Circulation*, em 30 de abril de 2018) verificou que seguir as regras de ouro pode estender de modo significativo a expectativa de vida: até 14 anos para as mulheres e 12 anos para os homens. O estudo analisou o comportamento de 123 mil norte-americanos por 34 anos e observou que os adeptos de hábitos saudáveis tiveram, quando comparados aos outros, uma probabilidade de morrer por doenças cardiovasculares 82% menor e uma chance de 65%, também menor, no caso de câncer. Sem dúvida, o homem está adiando a morte em função da prevenção, com medidas como a vacinação, entre outras. Quem nasce hoje pode ter expectativa de viver um século.

A mudança deve começar com a avaliação aprofundada dos fatores individuais de risco, de forma a descartar problemas ou detectá-los ainda em fase inicial. A lógica é simples: quanto mais precoce o diagnóstico, melhor o prognóstico, com tratamentos menos invasivos e recuperação mais rápida. Esse é o grande papel do *check-up* médico. Na avaliação preventiva, identificamos, por exemplo, doenças e nódulos que demoram a apresentar sintomas. Diagnóstico bem-feito e análise do estilo de vida devem conduzir à indicação terapêutica, e não o contrário, segundo os parâmetros do *American College of Lifestyle Medicine*, que certifica médicos de vários países para exercer a prevenção de acordo com critérios seguros. Distúrbios do sono, problemas oculares, doenças metabólicas, do coração e da circulação cardíaca, doenças pulmonares, câncer, depressão e doenças da tireoide são algumas das enfermidades que podem ser diagnosticadas precocemente. Além disso, a boa prática da medicina preventiva mostra também que é capaz de antever doenças graves por meio do cruzamento de informações. Por exemplo, se a pessoa apresenta oito fatores de risco para doença coronariana é seguro que irá sofrer um infarto.

VOCÊ É MUITO MAIS DO QUE SEUS SINTOMAS

Cada ser humano é único em todas as suas dimensões – a fisiologia influencia a atividade mental e vice-versa (um exemplo: duas pessoas podem ter a mesma doença com causas diferentes). Tão importante quanto conhecer os fatores de risco físicos é detectar as situações estressantes responsáveis por emoções que fazem adoecer. Os efeitos do mundo em que vivemos não deixarão de existir, mas você pode aprender a lidar melhor com eles. "O homem é produto do seu meio ambiente", como afirmou Jean-Jacques Rousseau, filósofo e teórico político. Portanto, o convívio social e o lazer são bons meios de gerenciar o estresse.

Um estudo da *International Stress Management Association* no Brasil (ISMA-BR) aponta o estresse como responsável por um aumento de 140% nos gastos das empresas nas últimas décadas. Outra pesquisa, também de Harvard, diz que 80% das consultas médicas em todo o mundo estão associadas ao estresse crônico vivido pela humanidade, que é multifatorial, podendo ser desencadeado, por exemplo, por preocupações financeiras, pressão diária no trabalho e situações pessoais/familiares que geram angústia e insegurança.

Com as novas tecnologias ampliando em níveis exponenciais, por um lado, a qualidade da informação e, por outro, as demandas de sucesso, o desequilíbrio psíquico se dissemina. Entre outras atitudes que o produzem está a competição extremada. Até mesmo indivíduos de alto padrão intelectual, social e econômico podem sucumbir a um sentimento permanente de frustração: sempre parece faltar algo em suas vidas.

Fragilizadas psiquicamente, muitas pessoas – e cada vez mais jovens – entram no "ciclo de estimulantes", o consumo de substâncias gratificantes, como cafeína, comidas açucaradas, fumo, álcool, drogas lícitas e ilícitas e medicamentos indutores do sono. Quem não conhece alguém assim? Somos dotados de uma estrutura complexa: a psique é parte de uma rede que se estende por todo o organismo, e o círculo vicioso, uma vez iniciado, demanda tempo e força de vontade para ser interrompido. Mudar o estilo de vida exige tempo e esforço hercúleo para ser alterado.

Lembre-se: você pode construir uma nova visão de si mesmo, inclusive no tocante às representações de doenças antes consideradas incuráveis, como o câncer, ou enfermidades crônicas. Este livro mostra que a visão simplista não funciona diante de doenças complexas. O ser humano não é um conjunto de órgãos, nem tampouco um conjunto de sintomas! O reconhecido cientista Luc Montagnier, um dos descobridores do vírus HIV, que participou da criação de vários laboratórios de pesquisa biotecnológica na França, Estados Unidos e África, defende a importância da visão abrangente. Ele considera um grave equívoco, por exemplo, tratar o diabetes, uma doença complexa e multifatorial, com foco em determinado medicamento. O diabetes depende do modo de nutrição, do sobrepeso, do nível de atividade física, e não é uma pílula única que efetua a cura; é necessário indicar tratamentos complexos e fundamentalmente preventivos. No futuro próximo, prevê Montagnier, haverá drogas customizadas, mas o estilo de vida empreendido pelo homem continuará sendo determinante.

Quanto ao câncer, um recente estudo da Escola de Medicina de Harvard, publicado na revista científica *JAMA Oncology*, revelou que quase 40% dos casos e metade das mortes causadas pela doença são decorrentes de maus hábitos, e não de defeitos em genes ou exposição a poluentes. Segundo essa pesquisa, 20 a 40% dos casos e metade dos óbitos por tumores malignos poderiam ser evitados com um estilo de vida saudável ou tratados precocemente, uma vez diagnosticados, quando realizado o check-up médico periódico.

Hoje, o câncer é a principal causa de morte em quase 10% das cidades brasileiras (516 do total de 5.570 municípios), de acordo com o Observatório de Oncologia do movimento "Todos Juntos Contra o Câncer" (em parceria com o Conselho Federal de Medicina). Dados do Ministério da Saúde apontam que as doenças cardiovasculares, respiratórias crônicas, o diabetes e o câncer respondem por 74% das mortes anualmente no Brasil. De acordo com a Pesquisa de Vigilância de Fatores de Risco e Proteção para Doenças crônicas por Inquérito Telefônico (Vigitel), do Ministério da Saúde, realizada em 27 cidades e publicada em 2018, a frequência de adultos fumantes foi de 9,3%, sendo que 2,4% consumiam 20 ou mais cigarros por dia. É um número bastante elevado, ainda mais se levarmos em conta todos os malefícios já conhecidos do cigarro!

Por outro lado, o consumo regular de frutas e hortaliças no conjunto da população adulta estudada foi de 33,9%. E o levantamento Vigitel diz que a "Organização Mundial da Saúde (OMS) recomenda a ingestão diária de pelo menos 400 gramas de frutas e hortaliças (WHO, 2003), o que equivale, aproximadamente, ao consumo diário de cinco porções desses alimentos". No conjunto das 27 cidades, a frequência de consumo recomendado de frutas e hortaliças foi de 23,1%, sendo menor entre homens (18,4%) do que entre mulheres (27,2%).

No que tange às doenças cardíacas, uma pessoa morre a cada minuto por infarto do miocárdio. As doenças cardio e cerebrovasculares matam duas vezes mais pessoas nos dias atuais se comparadas a todos os tipos de cânceres. Só em 2016, por exemplo, foram 188.223 internações somente para o tratamento de AVC isquêmico e hemorrágico no Sistema Único de Saúde (SUS). E dados do Cardiômetro, ferramenta da Sociedade Brasileira de Cardiologia, de 01/01/2020 a 20/11/2020, mostram que 360 mil pessoas morreram em decorrência de alguma doença cardiovascular no Brasil. Isso corresponde a mais de 1.100 óbitos por dia, 46 por hora e uma morte a cada 1,5 minutos (90 segundos).

A alimentação balanceada pode fazer grande diferença na prevenção do câncer. O estudo *EPIC* (sigla de *European Prospective Investigation into Cancer and Nutrition*), realizado pela Agência Internacional de Investigação de Câncer em dez países (Alemanha, Dinamarca, Espanha, França, Grécia, Holanda, Itália, Noruega, Reino Unido e Suécia), revelou um efeito protetor do consumo de fibras, frutas e verduras contra os cânceres colorretal, de pulmão e de estômago. O estudo analisou dados de 519.978 indivíduos de ambos os sexos, examinados entre 1993 e 2002.

No Brasil, pelo menos 10% da população é dependente de álcool, 20% relatam uso abusivo da bebida, 60% dizem beber socialmente e 10% são abstêmios, segundo pesquisas. São números bastante elevados e que, infelizmente, aumentaram com o consumo desmedido de bebidas alcoólicas no país durante a pandemia.

Se você não conseguir perceber os hábitos ruins no seu cotidiano, saiba que isso é normal. Peça ajuda às pessoas mais próximas. Às vezes, temos algum comportamento nocivo à saúde tão enraizado que não os notamos. Hábitos – alimentares, de higiene, até mesmo de pensar – só podem ser alterados com muito esforço. Se decidirmos, por exemplo, ter uma alimentação saudável, durante algum tempo vamos pensar nisso toda vez que formos comer, e será um ato consciente escolher os melhores alimentos, até que a mudança se torne praticamente automática. Porém, se ainda assim nossos pensamentos – como um turbilhão – atrapalharem o foco, aprender a meditar pode ser um bálsamo para a mente.

A decisão de praticar atividade física de forma regular também exige firmeza. Falta de vontade, preguiça ou um histórico de resultados negativos são as principais justificativas para adiar o início. Em nossa prática cotidiana, o sedentário nos diz: "Na segunda-feira, começo vida nova." Quando o engajamento acontece, os benefícios são imediatos e numerosos: queima de calorias, controle do colesterol, perda de peso corporal, normalização da taxa de açúcar no sangue, aceleração do metabolismo e tonificação dos músculos. Contudo, é preciso praticar uma hora, no mínimo três vezes por semana, ou 30 minutos todos os dias. Os exercícios regulares também são essenciais para a longevidade com autonomia. Uma pesquisa recente da Universidade de San Diego, nos Estados Unidos, comprova que uma caminhada diária de meia hora, com média de cem passos por minuto, é uma ótima receita para prevenir problemas de coração e gerar um grande bem-estar para as pessoas.

Conforme mostra a análise de mais de 200 mil *check-ups* realizados nas duas unidades de nossas clínicas de medicina preventiva no Rio de Janeiro, nos últimos 31 anos – em homens e mulheres, a maioria em cargos executivos –, o estilo de vida saudável é o remédio para doenças crônicas. Se no passado o *check-up* médico era visto como um benefício ao indivíduo pelas empresas, hoje é uma ferramenta de segurança para os funcionários e para as empresas. Nos Estados Unidos, cerca de 80% das companhias desenvolvem programas de prevenção e de promoção à saúde de seus colaboradores, com um retorno de US$ 4 para cada dólar investido. Cuidar da saúde é um bom negócio.

E o nosso levantamento confirma a importância da medicina preventiva. Mais de 60% dos clientes examinados nas nossas clínicas estão com peso acima do ideal e são sedentários; 50% têm baixo colesterol HDL (a fração boa); 50% consomem bebidas alcoólicas com frequência; 35% sofrem de insônia e 22% são hipertensos. Nas mulheres, as consequências do estresse constante são ainda piores, devido à dupla ou tripla jornada com que elas lidam, às atividades em casa, no trabalho e na vida acadêmica. Também diagnosticamos que o câncer de mama e do colo uterino surgem cada vez mais precocemente. Nas pesquisas das nossas clínicas, o índice de mulheres com relatos de convivência permanente com o estresse saltou de 40%, em 1990, para 67%, em 2016 (a partir de 1990, as mulheres entraram fortemente no mercado de trabalho brasileiro). Entre os homens, no mesmo período, o percentual aumentou 8%.

Atualmente, diagnosticamos em pessoas mais jovens doenças crônicas que antes eram comuns apenas em indivíduos a partir da meia-idade. Não raro, vemos adolescentes e jovens sedentários, com má alimentação, altos níveis de colesterol, sintomas de depressão, ansiedade e pânico, queixas de pressão arterial alta, diagnóstico de diabetes e obesidade, abuso de álcool e consumo de outras drogas. Como se não bastasse, mais recentemente o uso de celulares e tablets como extensão do corpo tem provocado efeitos negativos sobre o sono e a cognição.

COMECE A MUDAR ENQUANTO HÁ TEMPO!

Os próximos capítulos mostram como a opção por um estilo de vida saudável faz toda a diferença na longevidade com autonomia e bem-estar. Procure se exercitar regularmente; tenha uma alimentação balanceada com proteínas, carboidratos e gorduras boas; tenha um sono reparador; evite o consumo de substâncias estimulantes; exercite a memória; ria e valorize o convívio social; evite passar horas conectado às mídias sociais e deixe mais espaço livre na sua agenda para os momentos de relaxamento e prazer; e faça periodicamente suas consultas de rotina.

Confie na orientação médica. Ignore informações de fontes leigas que, em vez de orientar, só confundem. A internet não estudou Medicina! Por exemplo: você pode ter lido no Google que um determinado chá de ervas reduz as taxas de glicose no sangue, ou que as estatinas, substância indicada para reduzir as taxas de colesterol e evitar o risco de morte por ataque cardíaco, têm efeitos colaterais. Não acredite em recomendações ou advertências sem comprovação científica.

Acredite, sim, no equilíbrio corpo-mente, trabalho-lazer. Quando colocamos todas as nossas emoções em uma única cesta chamada trabalho, faltará tempo e dedicação para aqueles que, incondicionalmente, nos dão suporte: a família e os amigos de fé. O apoio mútuo e os vínculos interpessoais exercem impacto positivo sobre a saúde.

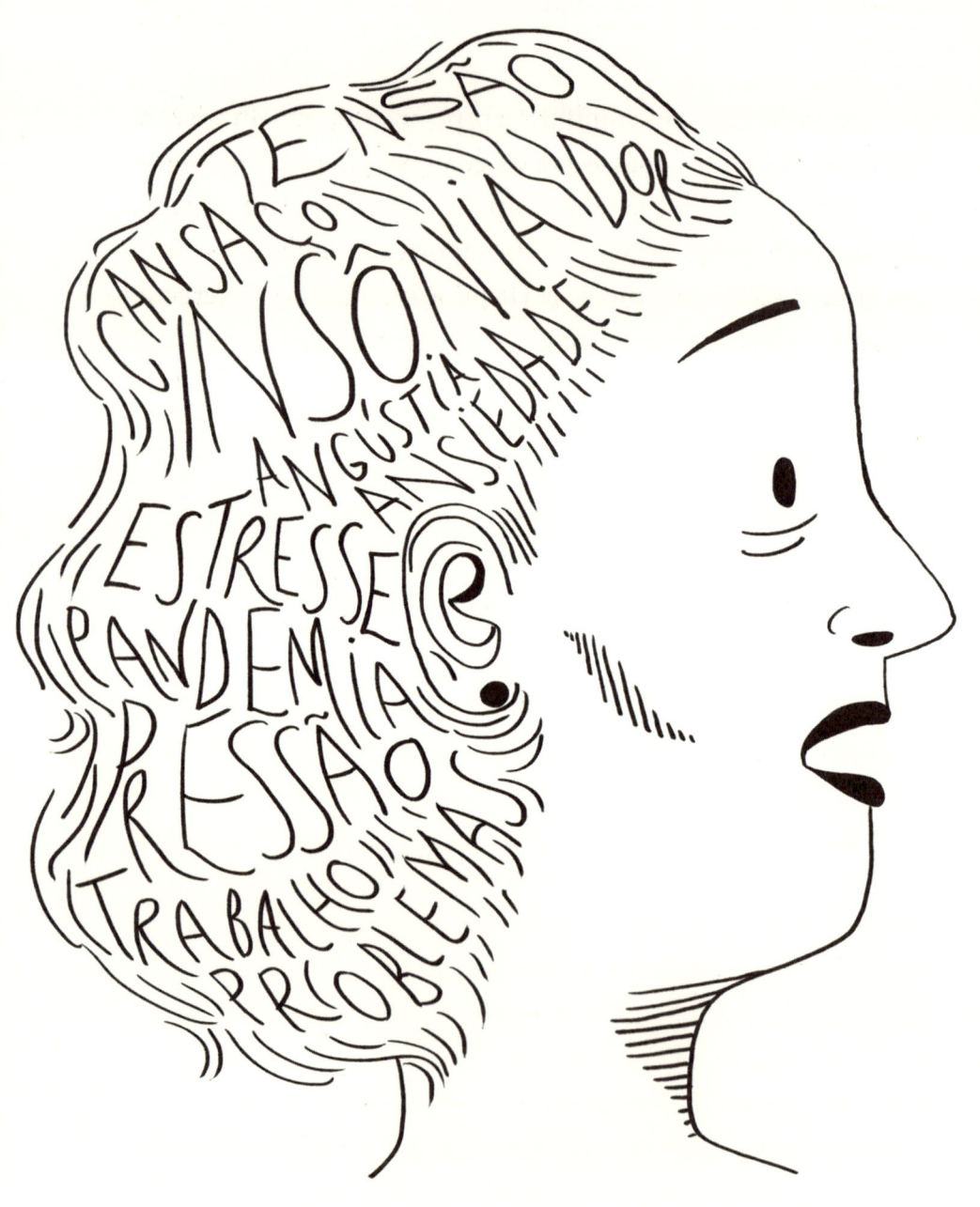

CAPÍTULO 2

ESTRESSE, O VETOR PARA O ESTILO DE VIDA INADEQUADO

Sua respiração está ofegante. O coração bate descompassado e acelerado. Os punhos fechados, a boca seca. Os ouvidos estão atentos, em busca de algum conforto que restaure o equilíbrio. Não parece uma situação normal, certo? Saiba que não é mesmo. Você está vivendo a reação do estresse. Simplesmente está sentado ao volante, parado num engarrafamento; ou esperando o trem na plataforma do metrô; ou decidindo, na *delicatessen*, a marca de queijo que vai comprar para o fim de semana; ou tomando café com os colegas no escritório. Situações habituais iguais a essas podem subitamente emergir do seu corpo, demonstrando uma das mais disseminadas epidemias da sociedade contemporânea, o estresse. E a pandemia por Covid-19 é mais um fator para o estresse crônico. Nas duas unidades das nossas clínicas de medicina preventiva no Rio de Janeiro, o índice desse problema aumentou de 65% para 87%; o percentual de ansiedade de 18% para 36% e de insônia de 23% para 35%. E 29% dos indivíduos no *check-up* médico estavam se automedicando. Antes esta taxa era de 12%.

O estresse é um poderoso gatilho dos distúrbios físicos e psíquicos que afetam homens, mulheres e até mesmo crianças. Apesar dos avanços dos procedimentos médicos em todas as áreas e do reconhecimento da importância da saúde mental para o bem-estar, muita gente – independentemente de classe social, profissão e gênero – ainda não admite que adoece em decorrência do estresse. É preciso aprender a identificar e prevenir os fatores que o produzem.

Fugir do assunto, adiando a identificação e a prevenção, além de não resolver, pode intensificar o problema. No atual mundo globalizado, pressões despontam por todos os lados – na família, na vida profissional, nas ruas das grandes cidades, nas telas de TV e nos celulares e até mesmo em você, a partir dos seus pensamentos. O lazer pode se tornar uma fonte de tensão, devido ao "efeito manada", em que as pessoas agem da mesma maneira que todos ao redor. Compre, supere-se, seja competitivo! – essas "ordens" ignoram a ânsia do ser humano por acolhimento. O executivo Antônio G., ocupado e hipertenso, nos falou recentemente sobre seu desejo de passar as próximas férias "não fazendo nada", no sítio de um amigo de infância. Mas iria pela terceira vez à Flórida para que, em suas palavras, a mulher e as filhas pré-adolescentes "tenham o que contar às amigas na volta".

O estresse é, na acepção original, a reação natural a qualquer mudança, seja ela provisória ou permanente, positiva ou negativa. Indispensável à sobrevivência, como na reação de luta ou fuga. Todas as vezes que passamos por mudanças, precisamos nos adaptar ao que chamamos de estresse. Antônio G. daria as boas-vindas a esse tipo de estresse. Um mês com o amigo, longe do celular e enfrentando possíveis imprevistos (o carro atolado na estradinha de terra, uma chuva súbita, a pescaria pouco farta no rio perto do sítio etc.), seria uma mudança saudável, e até faria bem ao casamento e às relações familiares. Mas por que é tão difícil conciliar 15 dias na Flórida e outros 15 no sítio? A vida não precisa ser uma encruzilhada, como acaba sendo para os estressados! Se admitir que negociar é possível, com todas as partes fazendo concessões, Antônio terá boas férias e retornará mais tranquilo ao trabalho.

SINGULARIDADE DO SER HUMANO

Sob a ótica de Hans Selye, no fim da década de 1930, o estresse fisiológico é o conjunto de reações do organismo às agressões do meio em que vivemos. Esse conjunto implica respostas neuronais, neuroendócrinas, metabólicas e comportamentais. Os impactos em nosso corpo assumem as mais diversas formas, algumas delas devastadoras.

A experiência não imuniza contra o estresse natural. Paraquedistas experientes sentem o pulsar mais rápido do coração antes de saltar; atores com décadas de teatro transpiram antes de entrar no palco. Tanto o friozinho quanto o suor são sinais de que razão e emoção precisam andar juntas para controlar os riscos e as surpresas desagradáveis. O estresse agudo é uma reação momentânea em que há descarga de adrenalina e cortisol para que o indivíduo enfrente certa situação. E o nosso meio interno se recompõe rapidamente. Já o estresse crônico permanente abre as portas do corpo para doenças. Hoje, o homem moderno vive em estado de completo alerta.

O modo de reagir às situações da vida, contudo, varia conforme o indivíduo, pois cada um é único em sua individualidade e sofre de forma singular. Uma mesma emoção acumulada pode gerar alterações fisiológicas similares em todos os organismos; no entanto, sua intensidade e persistência dependem da interpretação que cada indivíduo tem dela e como se adapta (ou não) a ela.

Apesar do caráter generalizado do estresse, você não precisa se curvar a ele. Tampouco retarde a busca de soluções, com pensamentos do tipo: "Se minha amiga tem, por que eu não teria?" Da mesma forma que nos vacinamos contra doenças, como o sarampo ou a gripe, letais até algumas décadas atrás, precisamos nos "imunizar" também contra as consequências do estresse.

Como não somos indivíduos iguais, o que estressa um pode não estressar o outro. Não se culpe por se estressar antes de uma prova difícil, uma reunião de diretoria, um encontro com familiares, um almoço com clientes. Em vez disso, antecipe-se. Compreenda as emoções envolvidas relacionadas à situação, sem ignorá-las, pois poderão voltar à tona quando menos esperar.

Faça uma lista das emoções (Estou com raiva? Sinto inveja? Recordo tristezas e agressões passadas? Tenho receio de ser surpreendido?) e tome medidas preventivas simples. Por exemplo, respire fundo e não se distraia com miudezas. Faça uma das respirações básicas da ioga: inspire contando até quatro, expire contando até oito, repita dez vezes. Concentre-se no que é importante para a situação que vai enfrentar: a reunião, a conversa com os clientes, o diálogo com os parentes etc. Lembre-se disto: você é o seu melhor remédio.

ESTRESSE E SUAS CARACTERÍSTICAS

• DEMOCRÁTICO

A maioria das pessoas não se dá conta de que sofre de estresse. E é possível afirmar que o estresse é democrático: ele é capaz de atingir a todas as pessoas, em qualquer idade, sem distinção de classe social, raça ou gênero.

Fragilizadas sob o estresse permanente, essas pessoas correm o risco de entrar no chamado "ciclo de estimulantes" ou consumo de substâncias gratificantes, como cafeína, nicotina, drogas lícitas e ilícitas, medicamentos indutores do sono, comidas açucaradas em excesso, bebidas alcoólicas. Tomar decisões sensatas sobre seu estilo de vida e modificar comportamentos nocivos são atitudes necessárias.

• AGUDO, A DEFESA

O estresse agudo, causado por um momento desagradável e inesperado – como demissão do emprego ou situação perigosa –, é a reação natural, fisiológica, do organismo, como na mencionada reação de luta ou fuga. O organismo dispara uma série de reações: os brônquios se dilatam para receber mais oxigênio; as pupilas se dilatam para enxergar melhor; a glicose se concentra nos músculos; entre outras alterações. É perfeitamente normal que isso aconteça. E até faz bem porque nos dá energia para nos acalmarmos e avançarmos na resolução de determinadas situações.

Há quem sofra de estresse agudo episódico com frequência. Nesses casos, o indivíduo está sempre com pressa, mas também sempre chega atrasado; assume muitas responsabilidades e não consegue se organizar para atender às exigências autoimpostas ou lidar com as pressões que demandam sua atenção. É comum que as pessoas com reações de estresse episódico fiquem agitadas, irritadiças e ansiosas. Elas costumam ser descritas como pessoas com "energia nervosa", e, às vezes, sua irritabilidade é transmitida sob a forma de hostilidade. E o local de trabalho se torna um lugar muito estressante. Aposto que você conhece alguém assim. Acertei?

Para alguns, o desânimo domina; para outros, a euforia. As atitudes variam, mas o que têm em comum é prejudicar as relações pessoais e profissionais. No ambiente de trabalho, surge a insegurança, estimulando conflitos interpessoais.

Outra forma de estresse agudo episódico surge da preocupação incessante. A pessoa tem uma visão pessimista, como se o mundo fosse um lugar perigoso, insatisfatório e punitivo: onde o pior está prestes a acontecer. Muitas vezes, os traços de personalidade são tão arraigados que esses indivíduos não enxergam nada de errado no seu estilo de vida e culpam os outros e os eventos externos por seus males. Em outros casos, a motivação também pode ser fonte de estresse positivo para alguns, o que impulsiona e estimula novas conquistas.

Há ainda o estresse pós-traumático que decorre de situações de risco de vida, como violência urbana, acidentes e desastres naturais e, ainda, privação de liberdade. Circunstâncias que levam o indivíduo a ficar revivendo os processos. O tratamento por profissional qualificado é essencial para evitar que o estresse pós-traumático seja paralisante e o problema se torne crônico, a ponto de reverberar e impedir a convivência familiar e social.

• CRÔNICO
O estresse crônico, ou patogênico, se torna cumulativo ao longo do tempo. É o estresse de demandas e pressões implacáveis durante períodos aparentemente intermináveis. Ele pode ser desencadeado por preocupações financeiras, pressão diária no trabalho, desemprego, aposentadoria e angústias pessoais. Sem esperança, a pessoa abandona a busca de soluções. Nessa situação, o corpo produz em maior quantidade e de forma constante os hormônios cortisol e adrenalina. O primeiro enfraquece o sistema de defesa do corpo, favorece o ganho de peso, a obesidade e a resistência à insulina. Já a adrenalina alta na circulação sanguínea pode fazer subir a pressão arterial e causar arritmias cardíacas e infarto. O corpo abre suas portas para as mais diversas doenças, dependendo das individualidades.

Os sintomas psíquicos e físicos do estresse crônico incluem desde a irritabilidade até distúrbios menos conhecidos, como o bruxismo, que provoca deformações nos dentes e dores na face. A pessoa morde os lábios, a língua ou as bochechas, o que não costuma ser um sinal identificado de estresse. Ou seja, é preciso entender que as manifestações são múltiplas e devem ser investigadas. Entre elas estão: os problemas musculares, a dor de cabeça tensional, as queixas estomacais e intestinais – como excesso de acidez, flatulência, lombalgias, diarreia, prisão de ventre, síndrome do intestino irritável –, o ritmo cardíaco acelerado, a transpiração nas palmas das mãos, palpitações, enjoo, dificuldade de respirar e dor no peito. Também são provocados pelo estresse os distúrbios relacionados às emoções, como falhas de memória, depressão, síndrome de *burnout* e ansiedade.

Os estressados crônicos têm perda de desejo sexual, sofrem infecções virais com maior frequência e até mesmo algumas vacinas, como a aplicada contra a gripe, se mostram neles menos eficazes. Essa condição também pode agravar doenças preexistentes, como hipertensão arterial e diabetes, aumentar os níveis de colesterol e açúcar e levar ao acúmulo de gordura no fígado (esteatose hepática) – uma alteração assintomática no início, e cada vez mais comum, que pode causar sérios danos a esse órgão com o passar dos anos.

Além de ficar vulnerável a doenças degenerativas e infecciosas, o estressado crônico apresenta maior propensão a sofrer de distúrbios alimentares (comer compulsivamente, por exemplo), insônia (mais de 40% dos adultos americanos não conseguem dormir devido ao estresse), falhas de memória e de concentração. Isso sem falar das dificuldades no relacionamento interpessoal, da desestruturação da vida familiar, da queda na eficiência – fatores que, somados, podem levar ao desemprego e à depressão.

Vale lembrar que a falta de motivação e o tédio também podem desencadear o estresse crônico. A sensação de vazio e o isolamento levam a um mal-estar generalizado, a força de vontade diminui e a energia desaparece completamente (ou quase). Seja qual for o tipo de estresse, o melhor para a saúde é ficar longe dele!

• CONTAGIOSO E CARO

O estresse é contagioso. Pessoas estressadas "contaminam" as que estão ao seu redor. E a tendência é que a prevalência do problema aumente, com a fragilidade política e econômica, a recessão, o desemprego, a crescente violência urbana. Mais de 70% das doenças têm, com fundamento em estudos da Universidade de Stanford, na Califórnia, relação com o estilo de vida, e a genética entra com apenas 17% nessa estatística. O cenário de prevenção ideal seria aquele em que os sintomas físicos e psíquicos fossem levados em conta para buscar o equilíbrio e a saúde. Outros estudos, feitos pela Universidade de Harvard, indicam que 80% das consultas médicas no mundo têm alguma associação com o estresse do cotidiano.

Para se ter uma ideia da gravidade do problema, estima-se que o custo do estresse profissional nos Estados Unidos passa de 300 bilhões de dólares ao ano. No Brasil, calcula-se que chegue a quase 4% do PIB, ou mais de 80 bilhões de dólares, segundo a *International Stress Management Association* (ISMA). Ou seja, uma péssima notícia não apenas para os colaboradores, mas também para empresas e a economia.

Um levantamento da ISMA-Brasil em 2016, com trabalhadores de 25 a 65 anos, em Porto Alegre (RS) e São Paulo, revelou que 72% deles estavam constantemente estressados; 32% dos entrevistados relataram sintomas de síndrome de *burnout* (do inglês *burn out*, em português queimar por inteiro), um grave transtorno psíquico de característica depressiva precedido de esgotamento físico e mental, relacionado ao trabalho.

Jeffrey Pfeffer, professor da Escola de Negócios da Universidade de Stanford e autor do livro "*Dying for a Paycheck – How Modern Management Harms Employee Health and Company Performance and What We Can Do About It*" (editora HarperBusiness 2018, em tradução livre "*Morrendo por um salário – como a gestão moderna prejudica a saúde dos empregados e o desempenho da empresa*", ainda não lançado no Brasil), atribui o crescente número de estressados entre trabalhadores de diferentes áreas a um fator especial: as práticas de gerenciamento moderno, que são tóxicas porque o bem-estar dos empregados é um aspecto considerado prescindível para o bom desempenho da empresa. Um engano grave, que acaba custando caro às empresas.

"É uma visão equivocada", afirma Pfeffer, e não só por razões morais e humanas. O bem-estar da força de trabalho é uma necessidade para as empresas que querem se destacar no século XXI. "Excesso de horas extras, grande número de demissões e contratação de trabalhadores temporários contaminam o ambiente de trabalho de forma negativa", acentua o pesquisador. O estresse generalizado reduz o potencial produtivo dos empregados e aumenta os gastos com serviços de saúde. O que à primeira vista parece economia de recursos pode minar aos poucos um negócio.

Também o mau uso da tecnologia, da qual tanto dependemos e que já atinge as crianças, é um fator estressante. A perda de limites entre vida profissional e pessoal é uma das consequências negativas da disseminação dos meios que nos permitem trabalhar praticamente em qualquer lugar do planeta. Mais de 70% dos gestores dizem trabalhar durante seu tempo de descanso. Não se recuperam psiquicamente ao fim do dia e deixam de investir em outras áreas que geram satisfação (família, amigos, lazer cultural, esportes). Este tipo de comportamento se tornou ainda mais frequente durante a pandemia, quando o trabalho invadiu a casa dos colaboradores sem pedir licença.

Apesar do tempo excessivo gasto diante de computadores e celulares, os pais relutam em admitir que estão dando mau exemplo aos filhos. Um recente levantamento da ONG americana *Common Sense Media*, com 1.786 adultos (com filhos de 8 a 18 anos), revelou que 78% dos entrevistados acreditam que são bons modelos de como seus filhos devem utilizar a tecnologia digital. Na concepção de pediatras, o uso precoce de jogos eletrônicos, mídias sociais e aplicativos aumenta o risco de uma criança ou adolescente sofrer de problemas físicos e mentais, com reflexos em sua vida adulta.

MITOS SOBRE O ESTRESSE

O estresse é o mesmo para todos: isso é um equívoco. O que é estressante para uma pessoa pode não ser para outra; cada um de nós responde ao estresse de maneira diferente.

O estresse é sempre ruim: sob esse ponto de vista, o estresse zero nos faz sentir felizes e saudáveis. Esse conceito é equivocado. O estresse é para a condição humana o que a tensão é para a corda do violino: muito pouca tensão e o som está fora de sintonia; muita tensão e o som é estridente ou a corda se parte. A questão realmente está em como lidar com isso. Estresse bem administrado nos faz sentir produtivos e motivados; mal gerenciado, nos machuca e até nos mata.

O estresse está em todo lugar, portanto, nada pode ser feito a respeito: não é bem assim. É possível planejar sua vida para que o estresse não o sobrecarregue. O planejamento efetivo envolve o estabelecimento de prioridades. Quando o estresse é mal administrado, é difícil estabelecer prioridades. Todos os problemas parecem igualmente graves e o estresse parece estar em toda parte.

As técnicas mais populares para gerenciar o estresse são as melhores: mais uma vez, não é bem assim. Não existem técnicas de redução de estresse que sejam eficazes para todos. Somos diferentes; nossas vidas, situações e reações são diferentes. A única coisa que funciona é um programa abrangente adaptado às necessidades de cada pessoa.

Se não houver sintomas, não há estresse: a ausência de sintomas não significa ausência de estresse. De fato, camuflar os sintomas com medicação pode privá-lo dos sinais de que precisa para reduzir a tensão em seus sistemas fisiológico e psicológico.

Os sintomas de estresse mais importantes são os únicos que requerem atenção: esse mito pressupõe que sintomas "secundários", como dor de cabeça ou azia, podem ser ignorados com segurança. Os sintomas secundários do estresse são os primeiros avisos de que sua vida está ficando fora de controle e de que você precisa ter maior atenção para lidar com eles.

De acordo com a Organização Mundial da Saúde (OMS), o Brasil ocupa o primeiro lugar no *ranking* latino-americano da depressão e a quinta posição no mundial. Ainda com base nesse levantamento, em 2015, cerca de 322 milhões de indivíduos (ou 4,4% da população global) apresentavam transtornos depressivos, e pelo menos 11,5 milhões eram brasileiros (5,8% da população do país).

Nas pesquisas realizadas em nossas clínicas, o índice de depressão tem aumentado entre executivos (8% dos clientes examinados antes da pandemia). Se estamos em um ambiente de medo, tristeza, raiva, desgosto e surpresas desagradáveis, a saúde emocional é afetada.

Os brasileiros também estão em primeiro lugar em queixas de transtornos de ansiedade (que inclui síndrome do pânico – o topo da ansiedade –, fobias, transtorno obsessivo-compulsivo e desordens de estresse pós-traumático, ansiedade social generalizada), segundo a OMS. São 18,7 milhões de homens e mulheres (9,3% da população brasileira) com algum tipo de transtorno de ansiedade, num total de 264 milhões de pessoas avaliadas em todo o planeta.

A incidência entre mulheres aumentou. Como os homens, elas se tornaram presas fáceis do estresse do cotidiano. Pesquisas realizadas em nossas clínicas, em 1990, comprovaram que para cada nove infartos, um ocorria no sexo feminino.

Hoje, registramos um em cada três, e em mulheres cada vez mais jovens. Antes, acreditava-se que elas eram protegidas das doenças coronarianas até a menopausa, graças aos hormônios sexuais. Entretanto, isso caiu por terra, com a dupla, tripla jornada e excesso de responsabilidades. Segundo estudo do Instituto de Pesquisa Econômica Aplicada (IPEA), as mulheres trabalham, em média, sete horas e meia a mais do que os homens por semana. E de acordo com pesquisa publicada no *The Journal of Brain & Behavior*, são duas vezes mais propensas a sofrerem de estresse crônico que os homens.

A partir do estudo dos demógrafos Suzana Cavenaghi e José Eustáquio Diniz Alves, coordenado pela Escola Nacional de Seguros, constatou-se que o número de lares chefiados por mulheres mais do que dobrou em uma década e meia: passou de 14,1 milhões, em 2001, para 28,9 milhões, em 2015 (um crescimento de 105%). Elas cuidam da casa, trabalham e ainda se desdobram para estudar, para ter uma vida acadêmica. Assim, têm duas vezes mais probabilidade que os homens de sofrerem de transtornos de ansiedade. Hoje, 40% dos lares brasileiros são gerenciados por mulheres, de acordo com a publicação "Retrato das Desigualdades de Gênero e Raça", do Instituto de Pesquisa Econômica Aplicada (IPEA), realizada com base na Pesquisa Nacional por Amostra de Domicílios (PNAD).

O teste a seguir, sem valor de diagnóstico, avalia a importância com que situações de vida são percebidas como incontroláveis e geradoras de sofrimento. Responda rapidamente, pensando em como você se sentiu nos últimos 30 dias, sem tentar descobrir qual a "melhor" resposta.

CONHEÇA OS SEUS NÍVEIS DE ESTRESSE.
QUANTAS VEZES, AO LONGO DOS ÚLTIMOS 30 DIAS...
(Autoavaliação dos níveis de estresse - Perceveid Stress Scale, por Cohen, Karmack et Mermelstein)

1) Você foi incomodado por um evento inesperado?
- a | Nunca — 1
- b | Quase nada — 2
- c | Às vezes — 3
- d | Frequentemente — 4
- e | Constantemente — 5

2) Tornou-se difícil controlar coisas importantes de sua vida?
- a | Nunca — 1
- b | Quase nada — 2
- c | Às vezes — 3
- d | Frequentemente — 4
- e | Constantemente — 5

3) Você se sentiu tenso(a) ou estressado(a)?
- a | Nunca — 1
- b | Quase nada — 2
- c | Às vezes — 3
- d | Frequentemente — 4
- e | Constantemente — 5

4) Você se sentiu incapaz de resolver os seus problemas pessoais?
- a | Nunca — 1
- b | Quase nada — 2
- c | Às vezes — 3
- d | Frequentemente — 4
- e | Constantemente — 5

5) Você sentiu que as coisas caminhavam conforme o seu desejo?
- a | Nunca — 5
- b | Quase nada — 4
- c | Às vezes — 3
- d | Frequentemente — 2
- e | Constantemente — 1

6) Você sentiu que não poderia abraçar todas as tarefas?
- a | Nunca — 1
- b | Quase nada — 2
- c | Às vezes — 3
- d | Frequentemente — 4
- e | Constantemente — 5

7) Você foi capaz de gerenciar a sua tensão?
- a | Nunca — 5
- b | Quase nada — 4
- c | Às vezes — 3
- d | Frequentemente — 2
- e | Constantemente — 1

8) Você sentiu que dominava a situação?
- a | Nunca — 5
- b | Quase nada — 4
- c | Às vezes — 3
- d | Frequentemente — 2
- e | Constantemente — 1

9) Você se irritou por perder o controle de situações?
- a | Nunca — 1
- b | Quase nada — 2
- c | Às vezes — 3
- d | Frequentemente — 4
- e | Constantemente — 5

10) Você achou que as dificuldades se acumulavam a um ponto tal que você não podia controlá-las?
- a | Nunca — 1
- b | Quase nada — 2
- c | Às vezes — 3
- d | Frequentemente — 4
- e | Constantemente — 5

11) Se você se sente estressado(a), relacionaria seu estresse à...
Para esta pergunta não existe pontuação, mas a resposta pode eventualmente ser útil para ajudá-lo a reavaliar o que estressa você: O trabalho? A vida pessoal? Ambos?

Fonte: Cartilha Med-Rio.

CONFIRA SUA PONTUAÇÃO

Entre 10 e 21 • Seu nível de estresse está baixo. Face aos fatores estressantes do cotidiano, você se adapta bem.

Entre 22 e 27 • Seu nível de estresse está ligeiramente elevado. Entretanto, você não se encontra em níveis que colocam em risco sua saúde. Procure ter bons hábitos de vida, tais como: atividade física regular, sono de boa qualidade, lazer junto à família, círculo de amizade, evitar o tabagismo e ter uma alimentação equilibrada.

Acima de 28 • Os resultados demonstram um nível elevado de estresse. Você deve estar se sentindo exaurido pelos fatores estressantes do cotidiano. A tensão emocional provocada pelo acúmulo desses fatores o coloca sob risco de apresentar sintomas em um ou vários campos: relacional, intelectual, físico ou psíquico.

CUIDADO COM O *BURNOUT*

É preciso um acompanhamento específico, por equipe multidisciplinar, em casos de estresse crônico com sintomas de depressão, ansiedade generalizada, síndrome de *burnout* – fenômeno psíquico frequente no ambiente de trabalho – e síndrome do pânico – um distúrbio em que a pessoa é tomada de pavor sem causa objetiva ou sentimento de morte iminente.

A síndrome de *burnout* é precedida de esgotamento físico e mental, decorrente do estresse ocupacional, de acordo com a definição, no início da década de 1970, do psicanalista americano Herbert J. Freudenberger, após constatá-lo em si próprio. Síndrome que os japoneses chamam de *karoshi* (*karo*, excesso de trabalho, e *shi*, morte) e que, se não diagnosticada e tratada a tempo, pode levar a um ataque cardíaco, ao acidente vascular encefálico e até mesmo à morte súbita e ao suicídio.

A dedicação excessiva ao trabalho associa-se a outros comportamentos, como o desejo de sempre demonstrar alto grau de desempenho. O indivíduo tende a querer realizar tudo sozinho e a qualquer hora do dia, pois avalia a autoestima pela capacidade de realização. Deixa de comer, dormir e se divertir para se dedicar exclusivamente ao trabalho. Com o tempo, começa a manifestar sintomas de depressão, dores de cabeça, tonturas, tremores, grave falta de ar, irritabilidade, sono de má qualidade, dificuldade de concentração e doenças digestivas, até que entra em colapso físico e mental.

Com base no artigo publicado pela Associação de Medicina do Trabalho (ANAMT), "problemas associados à saúde mental no trabalho levam a uma queda de produtividade que resulta na perda de US$ 1 trilhão por ano no mundo (dados da OMS)". Ainda segundo a entidade, "no Brasil, estudo da Escola de Economia de Londres, de 2016, indica que a depressão no trabalho faz o país perder US$ 63,3 bilhões anualmente, o que faz dele o segundo pior do *ranking*, atrás apenas dos Estados Unidos, onde o estresse no trabalho é considerado um problema de saúde pública".

Uma matéria divulgada pela revista *Exame*, em fevereiro de 2020, portanto antes de a pandemia chegar ao Brasil, abordando quem sofre de *burnout* no país, revela que 72% da população brasileira têm alguma sequela de estresse, e 30% desse grupo apresentam *burnout* (fontes ISMA-BR e Betânia Tanure Associados). De acordo com a reportagem, "quem sofre de *burnout* trabalha em média cinco horas a menos do que funcionários sem a síndrome". E mencionando como fontes ISMA-BR e o Instituto Americano de Estresse, o custo do *burnout* (médicos, baixa produtividade, absenteísmo, *turnover*, passivos trabalhistas e orçamentos para treinamento de novos profissionais) gera bilhões de dólares em gastos para as empresas: US$ 80 bilhões ao ano no Brasil. No Japão, por exemplo, 70% da população economicamente ativa relatam ter sofrido *burnout*, segundo a matéria.

Entretanto, nem tudo são apenas más notícias. A ANAMT informa que há diversas ferramentas para diagnosticar o *burnout*. Uma das mais usadas, o questionário, criado pela equipe da psicóloga americana Christina Maslach: o MBI (Maslach *Burnout* Inventory), traz 22 itens para identificar o grau da síndrome em um indivíduo ou grupo. São as seguintes em três aspectos:

- *Exaustão emocional*: o profissional não tem "mais capacidade de dar mais de si em um nível psicológico", vive sem esperança e com baixa autoestima.
- *Despersonalização*: elemento ligado a uma perda de sensibilidade e à incorporação de uma atitude negativa sobre o trabalho e as relações.
- *Satisfação pessoal*: relaciona-se a uma tendência de o profissional se avaliar negativamente o tempo todo; ele se sente infeliz e insatisfeito com seu trabalho.

O tratamento da síndrome de *burnout* dependerá do caso e pode associar psicoterapia e medicamentos específicos para controlar o transtorno. Eventualmente, será necessário o afastamento temporário do indivíduo do trabalho.

Na cartilha "Síndrome de *Burnout* – O que você precisa saber para enfrentar", elaborada pelo Conselho Regional de Medicina do RS (CREMERS) e a Caixa de Assistência dos Advogados do Rio Grande do Sul (CAARS), os autores apontam os fatores relacionados à síndrome.

No trabalho:
- Atuação em um ambiente caótico ou de grande pressão;
- Atividade monótona ou sem desafios cognitivos;
- Trabalho com expectativas difusas ou excessivamente demandante;

- Ausência de reconhecimento ou do mérito, mesmo com tarefas bem executadas ou exitosas;
- Sensação de pouco ou nenhum controle sobre as atividades de trabalho.

No estilo de vida:
- Trabalho excessivo, não deixando tempo para atividades sociais, relaxantes ou esportivas;
- Falta de suporte social (carência de suporte familiar, de amigos ou colegas);
- Aceitação de muitas responsabilidades no trabalho, seja por necessidade ou por valores morais ou religiosos.

Relacionados à personalidade:
- Tendência ao perfeccionismo;
- Visão pessimista de si mesmo e do mundo: "Isso não vai dar certo";
- Necessidade de manter o controle e dificuldade em delegar tarefas e responsabilidades;
- Personalidade tipo A (tendência a procurar metas não bem-definidas ou altas; competitividade; desejo contínuo de reconhecimento e progresso; envolvimento com múltiplas funções; incapacidade de relaxamento; entonação emotiva e explosiva na conversação normal).

E a cartilha traz os principais sintomas de esgotamento físico e mental:

Sinais físicos: sensação de cansaço e fadiga a maior parte do tempo, baixa imunidade, adoecimentos frequentes, cefaleias ou dores musculares frequentes, mudanças no apetite ou no padrão do sono.

Sinais emocionais: sensação de falha e autodubiedade, sensação de impotência, aprisionamento ou derrota, sensação de deslocamento ("estou só no mundo"), perda de motivação, tendência a pensamentos cínicos e negativistas e diminuição da satisfação e senso de conquista.

Sinais comportamentais: uso de alimentos, álcool ou drogas, imputação das frustrações sobre os outros, negligência com o trabalho (chegar tarde e sair cedo), negligência com responsabilidades, isolamento social e procrastinação de tarefas.

A síndrome também é crescente entre os médicos, como relatou o dr. Anthony DeMaria, da Universidade da Califórnia, em San Diego, em uma entrevista ao canal SBC Update Online, da Sociedade Brasileira de Cardiologia. Ele falou sobre o problema em um congresso da Sociedade Europeia de Cardiologia, explicando que se caracteriza por um estado psicológico de exaustão, uma sensação de estresse psicológico e fadiga que diminui a capacidade operacional do indivíduo. Dessa forma, o médico passa a ter problemas em se relacionar com pacientes, com outros colegas e profissionais da saúde e com sua vida particular.

DeMaria mencionou também uma pesquisa realizada com 15 mil médicos nos Estados Unidos, na qual 50% deles tinham algum marcador de *burnout*. E 10 a 15% disseram ter algum sintoma de depressão. Muitos terminaram por abandonar a profissão.

Na pandemia por Covid-19, uma pesquisa realizada pelo portal especializado PEBMED, com profissionais da área de saúde, observou prevalência de *burnout* em 83% dos médicos entrevistados que estavam na linha de frente do atendimento de pacientes infectados pelo novo coronavírus. O esgotamento profissional também foi alto entre enfermeiros (74%) e técnicos de enfermagem (64%).

Portanto, se estiver com sinais de *burnout*, não hesite em procurar um especialista.

DEPRESSÃO PERMANENTE PODE LEVAR AO *BURNOUT*

Na Europa, a síndrome atinge um em cada quatro trabalhadores. No Brasil, com base no estudo da Universidade de Brasília, 70% da população sofrem de estresse crônico e, desse total, 30% apresentam *burnout*. Na França, medidas preventivas foram tomadas depois de uma onda de suicídios em grandes corporações, como PSA-Peugeot, Renault e France Telecom. A causa: metas impossíveis *versus* obrigação por resultados.

Ainda na pandemia por Covid-19, pesquisa realizada em 2020, via questionário on-line, pelo Ministério da Saúde, mostrou que a ansiedade é o transtorno mais relatado (86,5% dos entrevistados); 45,5% disseram estar sofrendo de transtorno do estresse pós-traumático, e 16% de depressão grave. O objetivo do levantamento foi avaliar o impacto da pandemia e do isolamento social na saúde mental do brasileiro.

Executivos, profissionais de saúde e de tecnologia, professores, militares, médicos, policiais, taxistas, bancários, controladores de tráfego aéreo, engenheiros, músicos e artistas são mais propensos a sofrer *burnout* do que outros trabalhadores.

Estados passageiros de desânimo e tristeza não configuram depressão. Contudo, até a pressão branda, que não impede a realização dos afazeres cotidianos, é negativa, pois gera um mau humor persistente que contamina as relações. Se a diretoria de uma empresa for constituída por indivíduos depressivos, a quem nada agrada, imagine-se o efeito disso sobre os funcionários!

Mulheres e indivíduos com instrução superior são mais propensos à depressão. A necessidade de manter um ótimo desempenho – social, familiar, sexual, corporativo – cobra um alto preço. A executiva que se desdobra como mãe, filha, esposa e aluna de cursos, como MBA, corre o risco de transformar sua saúde em uma bomba-relógio, ou deprimir-se.

Ainda que sejam ligadas entre si e apresentem sintomas similares, depressão e ansiedade diferem. A depressão pode ser consequência a longo prazo do estresse ou de um estado ansioso, e ocorre quando o indivíduo vive com a sensação de que todos os seus esforços são inúteis. Já a ansiedade pode existir mesmo na ausência de agentes estressores objetivos. O deprimido vive tão desanimado que desiste de lutar e fica ainda mais vulnerável; ao passo que o ansioso perde a paciência e quer a solução imediata dos problemas, se possível para ontem.

SINTOMAS FISIOLÓGICOS LIGADOS AO ESTRESSE

- Transtornos do sono: insônia, dificuldade de conciliar o sono fragmentado.
- Sintomas cardiovasculares: taquicardia e palpitações.
- Transtornos respiratórios: dificuldade de respirar e sentimento de opressão no peito.
- Sintomas gastrointestinais: dores abdominais, má digestão, azia, flatulência.
- Dores e tensões musculares: lombalgia permanente e tensão na nuca e nos ombros.
- Sintomas ligados à depressão: queda da libido, perda ou aumento do apetite, sono pouco reparador, choro frequente, apatia, irritação, raciocínio mais lento, esquecimento.
- Sintomas dermatológicos: coceira (prurido), urticária, *rush* e dermatite seborreica.
- Dor de cabeça, enxaqueca.

PASSOS PARA GERENCIAR O ESTRESSE

Identifique a causa: você pode achar que seu estresse surge de algo que é fácil de corrigir. Seu médico ou um psicólogo pode ajudá-lo a definir e analisar esses estressores e desenvolver um plano de ação para lidar com eles.

Fique atento ao seu estado de ânimo: caso se sinta estressado durante o dia, anote o que causou o estresse, juntamente com seus pensamentos e humor. Mais uma vez, você pode achar que a causa é menos grave do que pensava.

Arranje tempo para si mesmo pelo menos duas ou três vezes por semana: até dez minutos por dia de tempo pessoal ajudam a refrescar sua visão mental e a reduzir os sistemas de resposta ao estresse do seu corpo. Desligue o telefone, passe algum tempo em seu quarto, medite, ouça sua música favorita. Assista a uma comédia na TV ou no cinema.

Afaste-se da situação por um momento quando sentir raiva: antes de reagir, reserve tempo mentalmente para se acalmar, contando até dez. Então observe a situação outra vez. Caminhar ou outras atividades físicas ajudarão a baixar a pressão.

Analise sua agenda: estude suas prioridades e delegue as tarefas possíveis. Por exemplo, peça comida depois de um dia de trabalho cansativo e compartilhe responsabilidades em casa. Estabeleça padrões razoáveis para si e para os outros. Não espere perfeição.

Aprenda a conhecer seus próprios sinais de estresse: reconheça como você lida com o estresse. Você fuma, bebe, se entope de hambúrguer com refrigerante e chocolate para controlar o estresse? Perde a paciência com seus filhos, cônjuge ou colegas de trabalho quando as pressões de trabalho são grandes?

Regras de conexão: a tecnologia de comunicação ajuda a atingir níveis de produtividade nunca antes imaginados, mas pode consumir muito do tempo que você passaria com a família e os amigos. Quem não conhece pessoas tão presas à rotina e à necessidade de controle que até as férias produzem estresse, em vez de relaxamento? Estabeleça regras rígidas para o tempo fora do escritório, como desconectar o celular quando chegar à casa ou determinar horários para atender a chamadas. Comunique essas regras a outras pessoas para que não haja conflitos. Deixe a tecnologia trabalhar para você, em vez de se tornar escravo dela.

Crie uma lista de problemas pendentes: você tem medo de esquecer alguma questão importante? Pensa constantemente em tudo o que precisa fazer? Limpe a mente e crie (no papel ou no computador) uma lista de trabalho e tarefas pessoais, marcando a mais alta prioridade. Isso não só reduz os riscos de esquecimento, mas permite que se concentre melhor no que está fazendo. Não se preocupe com o que não pode controlar. Não esquente a cabeça com coisas pequenas.

Faça pausas curtas: mantenha a energia e a produtividade, gastando um ou dois minutos periodicamente, parando, alongando, respirando fundo e se livrando da tensão acumulada. Intervalos curtos entre tarefas podem ser particularmente eficazes, pois você percebe que concluiu um trabalho antes de passar para o próximo. Também faça uma pausa de 10 a 15 minutos depois de algumas horas para "recarregar". Evite a tentação de trabalhar enquanto almoça. A produtividade vai compensar o tempo gasto nesses intervalos.

Encontre maneiras saudáveis de controlar o estresse: não veja como antídotos ao estresse as estratégias prejudiciais, como ingerir alimentos gordurosos, fumar ou consumir álcool. Substitua-as por comportamentos saudáveis, como se exercitar, meditar ou conversar com amigos e familiares. Os comportamentos prejudiciais progridem com o tempo e podem ser difíceis de mudar. Portanto, vá passo a passo.

Peça apoio profissional: a ajuda de um profissional capacitado, como um psicanalista, pode ser essencial para a mudança de comportamentos arraigados. Não demore a procurar apoio. Discuta seu sofrimento com franqueza. Não é vergonha buscar alívio para a sobrecarga produzida pelo estresse.

Cuide-se: coma corretamente, durma o suficiente, beba bastante água e pratique atividades físicas com regularidade. Substitua o café por chá verde, que tem efeito relaxante. Pratique atividades como ioga, alongamento, meditação, caminhadas curtas. Se o que relaxa você é a musculação em academia, faça isso! E tire férias com regularidade. Não importa o quão agitada seja sua vida, reserve tempo para atividades simples, como ler um bom livro, ouvir música ou desfrutar de um café da manhã prolongado no domingo. Divirta-se! Tenha uma vida social! Aceitar auxílio de amigos e familiares ajuda a vislumbrar meios de gerenciar o estresse.

Organização, desenvolvimento e comunicação no trabalho: defina metas realistas e modifique-as sempre que for necessário. Estabeleça revisões periódicas de progresso. Faça uma lista de prioridades e tarefas, classificando-as em ordem de importância. Se tiver um projeto difícil ou de importância especial, reserve tempo para trabalhar nele sem interrupções. Além disso, divida grandes projetos em tarefas menores. Adote outros pontos de vista. Converse com colegas de confiança ou amigos sobre os problemas do trabalho, ouça as sugestões deles. Às vezes, falar livremente a um ouvinte atento sobre um fator de estresse pode ser de grande alívio.

E, para concluir, convidamos você a persistir. Preste atenção aos sintomas do estresse e busque gerenciá-los. Não desanime diante dos obstáculos e ajuste-se ao entorno. Adaptação é uma palavra-chave. Como ensinou o naturalista inglês Charles Darwin (1809-1882), os organismos mais bem adaptados ao meio têm maiores chances de sobrevivência do que os menos adaptados. Fica a dica!

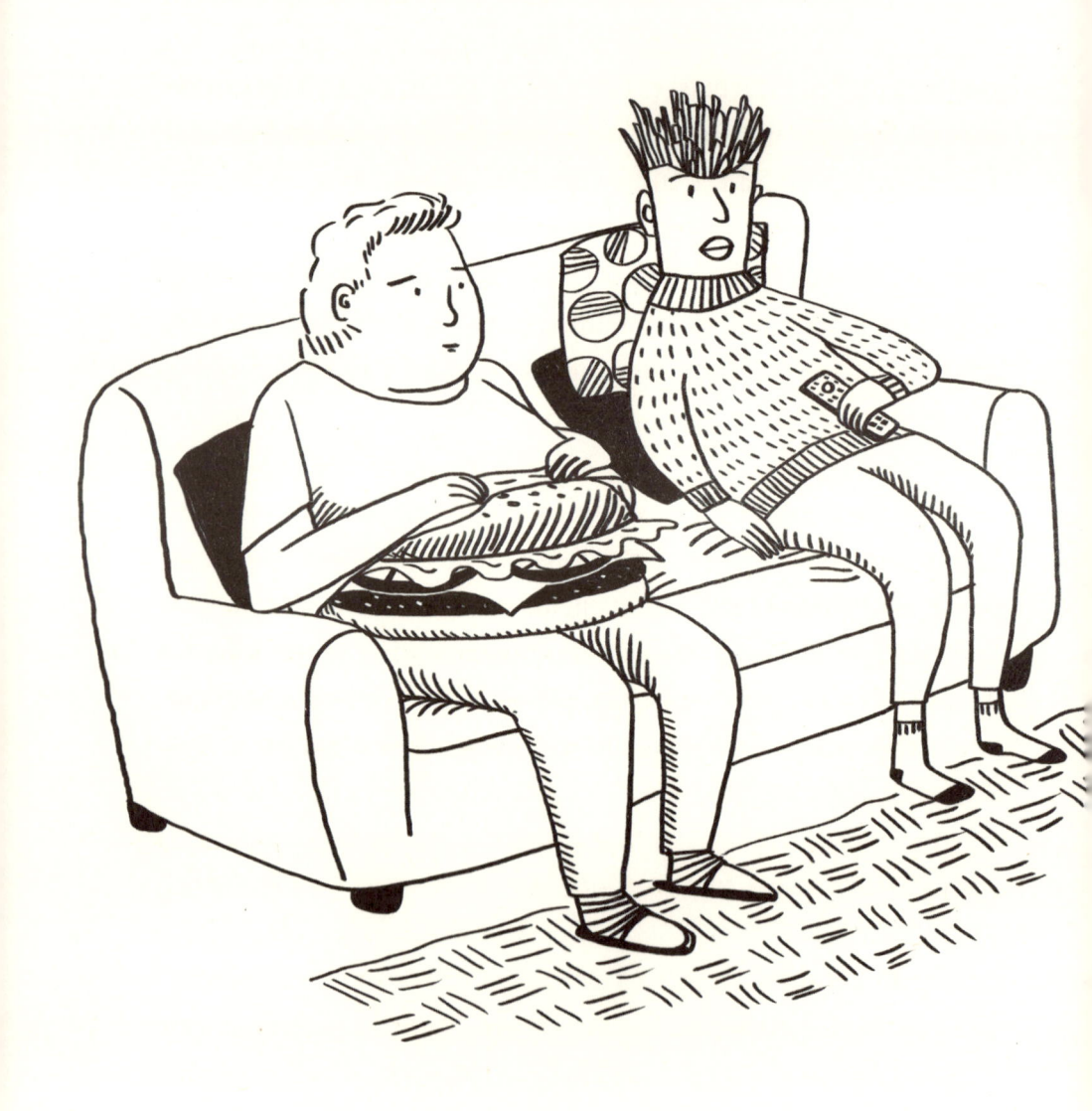

CAPÍTULO 3

VOCÊ TAMBÉM É O QUE VOCÊ COME

Diversamente de nossos ancestrais caçadores e coletores de alimentos, somos, em geral, sedentários que gastam pouca energia. Não porque nossos genes – as porções de DNA que carregam as informações para expressar nossas características – tenham sido programados para o sedentarismo; pelo contrário. É que fomos pouco a pouco, desde a invenção da roda, reduzindo os movimentos – inclusive nas áreas agrícolas, onde a tecnologia hoje permite produzir, com mínimo esforço, o que antes demorava meses. Como a ingestão de calorias continua alta, o resultado é um desequilíbrio sistêmico que aumenta a vulnerabilidade do organismo a doenças variadas. E na pandemia por Covid-19, o medo da contaminação trouxe graves implicações ao estilo de vida e, consequentemente, ao aumento de peso da população: maior consumo de bebida alcoólica, sedentarismo e alimentação desequilibrada, com maior ingestão de alimentos industrializados, ricos em sal, açúcares e farináceos. Pesquisas de especialistas apontam que quatro em cada dez brasileiros engordaram durante a pandemia. Seguramente, você deve conhecer alguma pessoa assim.

O acúmulo de calorias deve-se tanto à alimentação de má qualidade (como, por exemplo, excesso de *fast-food*) e à falta de atividade física, e tem como primeira consequência o aumento de peso, que, por sua vez, abre caminho para doenças crônicas, entre elas as cardiovasculares e metabólicas. No estresse do cotidiano, o corpo libera mais hormônio cortisol pelas glândulas suprarrenais, estimulando o apetite e favorecendo o ganho de gordura, principalmente a abdominal, a mais grave. Nos homens e nas mulheres, essa gordura está relacionada à síndrome metabólica, que representa um conjunto de fatores que aumenta o risco de diabetes tipo 2, infarto e acidente vascular encefálico (isquêmico ou hemorrágico, o derrame).

Porém, podemos reagir! E isso não significa aderir a alguma das dietas mirabolantes que entram na moda e rapidamente desaparecem, depois de causar o frustrante efeito sanfona (emagrece-engorda-emagrece-engorda), além de efeitos colaterais que podem ser graves. Por exemplo, a dieta radical de proteínas, com ausência de carboidratos, aumenta o risco de danos aos rins. Comer apenas alimentos crus, como na época pré-histórica, é outra "solução" que, por mais estranha que pareça, de vez em quando aparece na mídia. Tome cuidado!

Então, o que significa, no mundo contemporâneo, comer de forma saudável?

Com base na última pirâmide alimentar brasileira, elaborada pelo Departamento de Nutrição da Faculdade de Saúde Pública da Universidade de São Paulo (USP), a nossa alimentação deve ser composta por quatro a seis refeições, distribuídas em três principais (café da manhã, almoço e jantar), com 15 a 35% das recomendações diárias de energia, e em até três lanches intermediários (manhã, tarde e noite), com 5 a 15% das necessidades diárias de energia.

A pirâmide, que leva em conta o consumo diário de 2.000 kcal (quilocalorias, a média para um adulto saudável), é apenas uma referência, já que cada indivíduo tem necessidades nutricionais que variam conforme idade, sexo, peso corporal, estilo de vida (incluindo atividade laboral), horas de sono e uso de medicamentos. As particularidades devem ser analisadas em uma consulta médica ou com nutricionista, profissionais aptos a explicar as funções dos diferentes grupos de alimentos para seu caso. A recomendação geral é que à alimentação balanceada se adicionem ao menos 30 minutos de atividade física diariamente.

"Tome café da manhã como um rei, almoce como um príncipe e jante como um mendigo." Quantas vezes você já ouviu essas recomendações? Entretanto, já que pouca gente tem tempo de comer bem de manhã, privilegie o almoço, refeição em que o organismo aproveita melhor os alimentos. É até desejável ter mais fome nesse horário.

Apesar da moda do jejum intermitente, outro ponto importante é evitar grandes intervalos entre as refeições. O ideal é não exceder cinco horas. Nesses períodos, deve-se comer uma porção de fruta, uma fatia de queijo, algo que não passe de 100 gramas. Muito tempo sem comer aumenta o apetite e produz efeito oposto ao desejado por quem quer emagrecer.

Uma distribuição harmônica é desjejum com 25% das calorias do dia, almoço com 35%, jantar com 25%, as demais ficando para o lanche. Na prática, é o equilíbrio dos nutrientes, absorvidos após a digestão, que fornece a energia e os três elementos indispensáveis ao organismo: carboidratos integrais, que são de baixo índice glicêmico e por isso mantêm por mais tempo a saciedade (açúcares), protídeos (proteínas) e lipídeos (gorduras de boa qualidade). É sempre melhor ingerir alimentos nos quais as proteínas estão associadas a uma baixa quantidade de gorduras (legumes secos, soja, lentilha) ou a "bons lipídios" (gordura de peixes, azeite extravirgem, por exemplo). O consumo de proteínas deve representar entre 25 a 35% do aporte energético diário, uma vez que não há estocagem e produção de proteínas no corpo.

Outra medida importante é evitar os produtos que contenham açúcares refinados e farináceos; afastando-se de qualquer um com farinha de trigo.

Observe que os alimentos da pirâmide estão distribuídos em oito grupos e quatro níveis, fundamentados no nutriente que mais se destaca na sua composição. A alimentação balanceada é a combinação de diferentes alimentos, incluindo grãos e cereais (de preferência integrais), frutas, hortaliças, legumes, carnes (de preferência magras), leite e derivados (preferencialmente com baixo teor de gordura), além de gorduras saudáveis (insaturadas, poli e mono). Um prato gostoso, comum à nossa

PIRÂMIDE ALIMENTAR BRASILEIRA

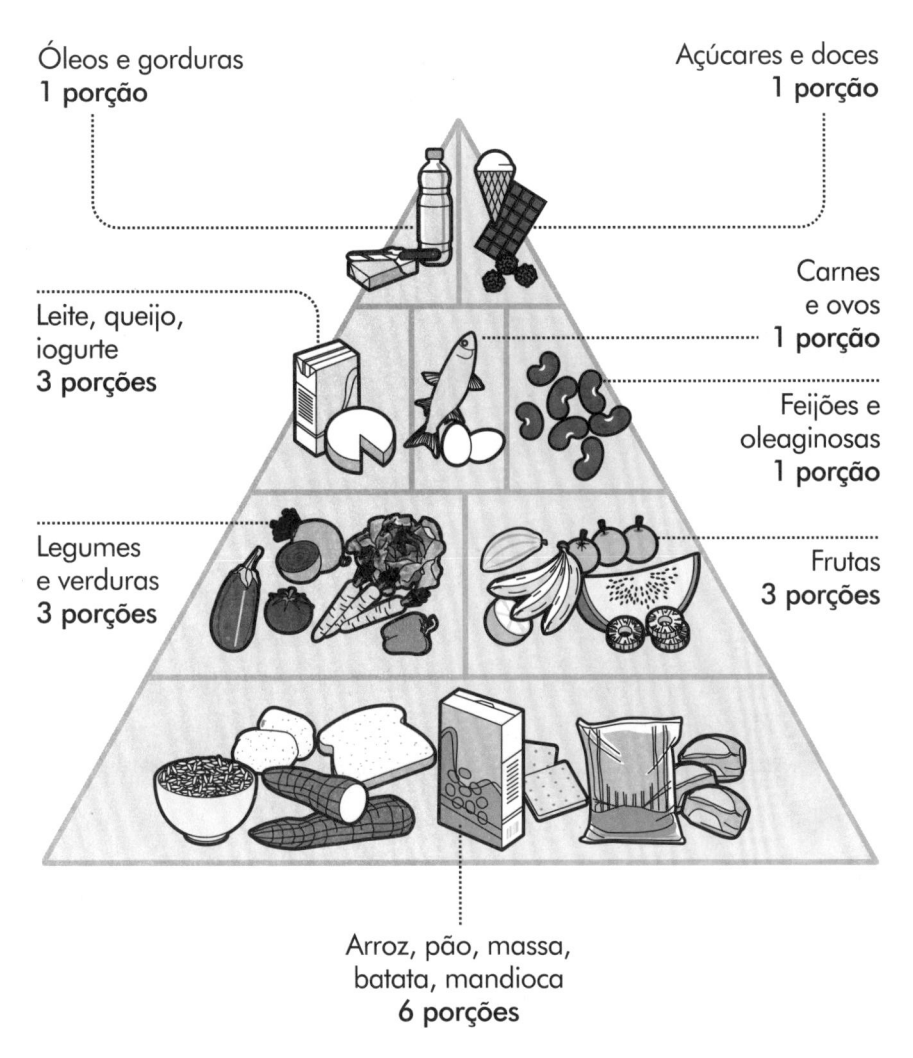

Óleos e gorduras
1 porção

Açúcares e doces
1 porção

Leite, queijo, iogurte
3 porções

Carnes e ovos
1 porção

Feijões e oleaginosas
1 porção

Legumes e verduras
3 porções

Frutas
3 porções

Arroz, pão, massa, batata, mandioca
6 porções

Fonte: Phillipi ST, organizador. Pirâmide dos alimentos. Fundamentos básicos da nutrição. Barueri; Manole; 2008.

mesa de almoço (arroz, feijão, peito de frango ou picadinho de carne, salada), atende às necessidades nutricionais da maioria dos adultos.

À MESA COM PRAZER, BOM APETITE

É importante unir o útil ao agradável, conciliando alimentação saudável e prazer à mesa. Além do arroz com feijão, a multiplicidade de ofertas facilita hoje em dia a vida de quem precisa recuperar-se de problemas de saúde ou preveni-los. Deguste cada sabor dos pratos, sem pressa. A satisfação de sentar-se à mesa num ambiente tranquilo, de preferência sem a TV ligada, nem o olho no celular, pode fazer muito pela sua saúde. Parece algo cada vez mais raro hoje, porém possível.

Por mais que seu dia seja ocupado, não recorra ao *fast-food* nem aos produtos processados para alimentar-se. No Brasil, hortaliças, frutas e legumes são abundantes o ano inteiro e você pode selecionar entre várias opções para levar na mochila, ou deixar na geladeira do escritório: maçãs, peras, bananas, um sanduíche de pão integral/queijo magro/peito de peru, um iogurte desnatado, frutas secas, palitos de cenoura e pepino. Ingredientes bem combinados, com a quantidade ajustada, aumentam o teor de proteína, potássio, magnésio e cálcio do organismo, sendo benéficos para o corpo e a mente.

Consulte um profissional para elaborar uma alimentação equilibrada, mas não se esqueça de usar sua própria criatividade. Não se deixe seduzir pela publicidade de hambúrgueres coloridos e gigantescos! Nas grandes cidades brasileiras, restaurantes em número crescente oferecem pratos atraentes e pouco calóricos; *chefs* investem em novidades orgânicas e sobremesas dietéticas; dezenas de livros de receitas explicam como fazer uma grande variedade de pratos saudáveis, temperados com ervas que substituem com vantagem o sal e a maionese. Quanto mais colorido o prato, melhor, porque terá mais vitaminas e minerais.

Compartilhe com as crianças a opção saudável. A professora universitária Giselle K. B., 42 anos, veio de uma família de "gordinhos", em que a maionese e as batatas fritas acompanhavam todos os pratos. Ela conta que até a idade adulta nunca tinha comido ovos que não fossem estrelados em muito óleo. Tendo lutado com a balança a vida inteira, ela hoje faz questão de ensinar o filho a comer de forma variada e a temperar os pratos com ervas e azeite de oliva. A saúde familiar agradece.

OBESIDADE ALARMANTE: A FACE OCULTA DA PANDEMIA DA COVID-19

Apesar das facilidades e dos custos acessíveis da alimentação natural, o outro lado da moeda ainda impacta. A epidemia de obesidade é, segundo a Organização Mundial da Saúde (OMS), um dos maiores problemas de saúde pública em nível global. Aliás, essa questão não poupa as crianças e deve-se prestar atenção a ela desde o nascimento dos filhos; a recomendação é que se ofereça à criança, até os dois anos, o leite materno (sendo o nutriente exclusivo até o sexto mês de vida). Estudos demonstram que o aleitamento materno previne a obesidade infantil e deixa a criança mais forte contra as infecções. O cuidado deve começar com orientação no pré-natal para a nutrição adequada à gestante.

A estimativa é de que em 2025, 2,3 bilhões de adultos no planeta estejam com sobrepeso; e mais de 700 milhões, obesos. No caso das crianças, o número previsto é de 75 milhões para o mesmo período, se nada for feito para prevenir. A obesidade é endêmica mesmo em populações de baixo nível socioeconômico.

No Brasil, os números são igualmente alarmantes. De acordo com o levantamento Vigitel 2018, o percentual de excesso de peso foi de 55,7%, sendo ligeiramente maior entre homens (57,8%) do que entre mulheres (53,9%); o de adultos obesos foi de 19,8%, sendo ligeiramente maior entre mulheres (20,7%) do que entre homens (18,7%.). Ainda com base na pesquisa, no conjunto das 27 cidades, a frequência da prática de atividade física no tempo livre, equivalente a 150 minutos de atividade moderada por semana, foi de 38,1%, sendo maior entre homens (45,4%) do que entre mulheres (31,8%). Em ambos os sexos, esse hábito tendeu a diminuir com a idade e aumentou fortemente com o nível de escolaridade.

Ao analisarmos nossos 200 mil *check-ups* realizados em homens e mulheres ao longo de 31 anos, também constatamos números preocupantes: 60% dos clientes se alimentam de forma inadequada, 62% estão com sobrepeso, 9% obesos e 22% apresentam gordura no fígado em algum grau.

A obesidade está entre as principais responsáveis pelos gastos em saúde no mundo, atrás apenas do tabagismo e da violência armada (guerra e terrorismo). Segundo relatório da World Obesity Federation, o tratamento de problemas de saúde relacionados ao excesso de peso e à obesidade, sobretudo males cardiovasculares e osteomusculares, além de câncer, deverá custar ao mundo, a partir de 2025, cerca US$ 1,2 trilhão anuais.

Pelo menos 14 tipos de tumores têm relação com um estilo de vida inadequado, que conduz à obesidade (o de mama na pós-menopausa, o de cólon e reto, de útero, da vesícula biliar, do rim, fígado, ovário, próstata, bexiga, mieloma múltiplo – células plasmáticas da medula óssea –, esôfago, pâncreas, estômago e tireoide). Essa conclusão foi alcançada por um estudo do Departamento de Medicina Preventiva da Faculdade de Medicina da USP (FMUSP), em parceria com a Universidade de Harvard, nos Estados Unidos, e com a Agência Internacional de Pesquisa em Câncer (IARC), vinculada à OMS, e publicado na revista científica *Cancer Epidemiology*.

CARBOIDRATOS, O PRIMEIRO COMBUSTÍVEL DO CORPO

Os carboidratos são o combustível do corpo, pois fornecem a energia indispensável ao trabalho das células. Eles representam a primeira fonte de energia e saciedade. São encontrados em três formas: açúcares (frutas, pães, bolos, biscoitos, bebidas, leite e seus derivados), amidos (feijões, algumas verduras, batatas, arroz integral, aveia, quinoa, entre outros) e fibras (grãos integrais, verduras e frutas). Os açúcares e os amidos são transformados em glicose. Já as fibras não são decompostas, contribuem para o controle do colesterol e da glicose no organismo, e também aumentam o tempo de absorção dos nutrientes no intestino. Ao melhorar o funcionamento dos intestinos, elas ajudam no controle do açúcar no sangue e do colesterol e, em consequência, reduzem a formação de placas de gordura nos vasos (arteriosclerose).

O correto é comer a quantidade adequada de carboidratos, nem mais nem menos. Atenção: suprimi-los drasticamente, como faz quem segue a dieta da proteína, por exemplo, também causa danos à saúde. O importante é manter o equilíbrio. Procure optar pelos carboidratos integrais, classificados como alimentos de baixo índice glicêmico – como frutas, feijão, legumes cozidos, nozes –, pois demoram mais do que os refinados e industrializados para serem digeridos e não elevam bruscamente os níveis de açúcar no sangue, mantendo a saciedade por mais tempo. Bebidas alcoólicas, batatas fritas, refrigerantes, biscoitos e pão francês (e tudo que contenha farinha de trigo) estão entre os alimentos e bebidas com alto índice glicêmico que devem ser evitados do seu cardápio. Talvez você não queira renunciar às reuniões com os amigos em torno de um chope acompanhado por petiscos; mas pode deixar de consumi-los como rotina e passar longe deles quando for ao supermercado.

PROTEÍNAS E GORDURAS COM CUIDADO

A orientação em prol do equilíbrio vale também para as proteínas (de origem animal e vegetal) e as gorduras. As primeiras são transformadas em aminoácidos na digestão, são essenciais para produzir células novas, saúde dos ossos, dos músculos e da pele. As proteínas das carnes e de outros produtos animais são chamadas de completas, porque se decompõem em todos os aminoácidos que o corpo não produz. Portanto, salvo recomendação médica, devem ser consumidas diariamente, combinadas com as proteínas encontradas em diferentes fontes vegetais, como soja, feijões, legumes e alguns grãos (como germe de trigo e quinoa).

Outro nutriente essencial são as gorduras (lipídios), também fonte de energia e com outras funções, como, por exemplo, manutenção da pele e dos cabelos, controle da temperatura do corpo e a absorção das vitaminas lipossolúveis A, D, E. Entretanto, precisamos das boas gorduras e na quantidade certa. Para se ter uma ideia, 1 g de gordura produz de 8 a 9 kcal (quilocalorias).

Todas as gorduras são compostas de ácidos graxos saturados e insaturados, dependendo de sua quantidade (à exceção do colesterol). Ao se alimentar, prefira as insaturadas (mono e poli-insaturadas, líquidas em temperatura ambiente), classificadas como melhores, pois, entre outros benefícios, reduzem o colesterol total e o risco de arteriosclerose.

As monoinsaturadas estão presentes em azeites e óleos vegetais, abacate, castanha de caju, nozes, amêndoas, amendoim, colza (que dá origem ao óleo de canola). No grupo das poli-insaturadas, encontramos óleos vegetais e de peixes, como salmão, atum, sardinha e cavalinha, ricos em ômega 3 (sementes de linhaça e de chia são outras fontes), um ácido graxo protetor contra doenças cardiovasculares e inflamatórias, como obesidade. Soja, legumes e grãos também são boas fontes de poli-insaturadas.

Já as saturadas, na temperatura ambiente, se apresentam na forma sólida e devem ser evitadas. Elas estão presentes em alimentos de origem animal e seus derivados (leite, manteiga, queijos, creme de leite), embutidos, gema de ovo, por exemplo. A gordura de coco também é uma forma saturada.

Contudo, a mais nociva à saúde é a do tipo trans ou hidrogenada, obtida quimicamente a partir de óleos vegetais e que aumentam muito o risco de formação de placas e trombos nas artérias. Vale lembrar que o colesterol é uma forma de gordura presente apenas em alimentos de origem animal, sendo fabricada em maior parte no fígado. Na quantidade certa, é indispensável ao crescimento, à síntese da vitamina D e de hormônios.

POUCO SAL TAMBÉM É BOM E MAIS SAUDÁVEL

No cuidado com a alimentação, não podemos nos esquecer de ingredientes que, em excesso, causam danos à saúde. O mais conhecido deles é o sal (lembrando que cerca de 40% do sal é composto de sódio, o restante é cloreto), importante nutriente para funções das células, especialmente músculos e nervos. Segundo a OMS, o consumo máximo diário de sódio para um adulto deve se limitar a 2 gramas, o que equivale a 5 gramas de sal. Esse total se refere ao consumo durante todo o dia e não só à quantidade usada no preparo dos pratos. Daí a importância de ler atentamente os rótulos dos alimentos. Obtenha mais informações através do link: https://www.gov.br/anvisa/pt-br/centraisdeconteudo/publicacoes/alimentos/manuais-guias-e-orientacoes/manual_consumidor.pdf/view.

Para ilustrar, uma colher pequena de café contém cerca 1,5 g de sal. No Brasil, consumimos mais do que o dobro da recomendação de sódio da OMS: 12 gramas, a média por pessoa no país, de acordo com dados da Pesquisa de Orçamentos Familiares (POF 2008-2009), do IBGE. Esse excesso é o principal responsável por doenças como hipertensão arterial, problemas cardiovasculares e renais, obesidade e até osteoporose, tal qual adverte o Ministério da Saúde. A pressão alta responde por dois terços dos acidentes vasculares cerebrais isquêmicos e hemorrágicos (derrames). Logo, é aconselhável substituir o sal por temperos como cheiro-verde, alho, cebola e ervas frescas.

ADOÇANTES ENGORDAM

Outro ingrediente muito utilizado em nossa alimentação é o adoçante. Segundo a Associação Brasileira da Indústria de Alimentos para fins Especiais e Congêneres (ABIAD), os adoçantes fazem parte dos hábitos alimentares de 31% dos brasileiros. E cinco gotas equivalem, em geral, a uma colher de chá de açúcar. Assim como o açúcar refinado – que, em excesso, engorda e favorece o aparecimento do diabetes e de doenças que agridem o coração e os vasos sanguíneos –, o adoçante deve ser usado com moderação e orientação médica ou de nutricionista.

Há diferente tipos de adoçantes, sendo classificados em naturais (estévia, frutose e sorbitol) e artificiais (aspartame, ciclamato e sacarina). O ciclamato é 30 vezes mais doce que o açúcar de mesa e não é aproveitado pelo organismo; a sacarina adoça 300 vezes mais do que o açúcar, deixa um gosto residual amargo e também não é usada pelo organismo; o aspartame adoça 200 vezes mais do que o açúcar e não deixa sabor residual. Já a sucralose é um derivado da cana, tem o mesmo sabor do açúcar e adoça 600 vezes mais do que o açúcar comum. E a estévia, derivada de uma planta da família do crisântemo, é 400 vezes mais doce que o açúcar.

COMO MONTAR UM PRATO SAUDÁVEL

• Café da manhã

De todas as refeições, esta é a mais importante. Entre a última refeição do dia anterior e a primeira do novo dia há um longo período de jejum. Durante o sono, o organismo continua trabalhando para manter as funções básicas, gastando calorias. Ao se levantar, é necessário fornecer energia paras as tarefas do dia.

O café da manhã oferece, entre outros nutrientes, carboidratos, principal fonte de energia. Pular esta refeição diminui nossa capacidade de concentração, o metabolismo fica

DICAS PARA COMER BEM

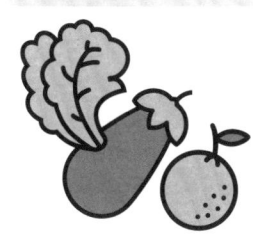

Prefira os alimentos naturais
Procure variar o cardápio, para que seja repleto de frutas verduras, legumes e hortaliças. Se possível, compre os alimentos em feiras livres e outros locais que oferecem orgânicos ou agroecológicos e cultivados localmente. Compre os vegetais em pequenas quantidades e com maior frequência. Se puder, envolva a família na mudança de hábitos alimentares, peça a ajuda das crianças para fazer uma salada de frutas, por exemplo.

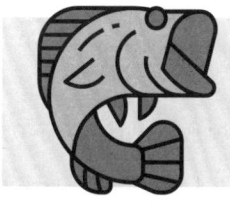

Ao escolher proteínas
Procure variar as fontes, coma mais peixes e aves (sem pele). Prefira carnes magras, com baixo teor de gordura. Escolha também proteínas de origem vegetal, como feijões preto, branco e vermelho, e produtos à base de soja.

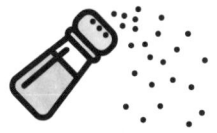

Fique longe dos processados
Use óleos, gorduras, sal e açúcar em pequenas quantidades ao temperar e cozinhar. Evite os alimentos ultraprocessados – salsichas, linguiças, salames e presuntos, entre outros – e preparados em frituras de imersão (batatas fritas e salgados).

Mantenha uma rotina
Procure fazer as refeições diárias no mesmo horário. Desligue o celular e deixe de lado qualquer outra atividade na hora de comer, mastigando os alimentos bem devagar e saboreando-os. Sempre que possível, faça suas refeições em companhia, com familiares e amigos.

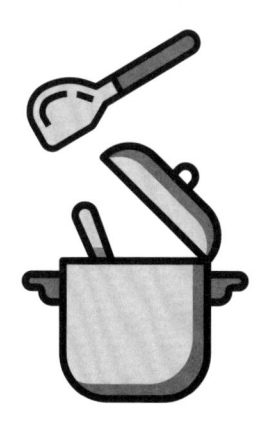

Prepare suas refeições
Cozinhar em casa pesa menos no orçamento e é uma forma de ter uma alimentação mais saudável. Planeje as compras, organize sua despensa. Se for inevitável comer na rua, escolha restaurantes que servem refeições preparadas na hora. No restaurante a quilo, monte seu prato cuidadosamente, sem exagerar na quantidade. Antes, circule pelo balcão, observe e pense bem nas suas escolhas. Comece pelas saladas, com verduras e legumes, e prefira os alimentos integrais. Esqueça frituras, empanados, suflês, molhos brancos ou gordurosos, à base de maionese, ou purês que levam leite e manteiga. Não acrescente sal nem maionese, tempere com azeite, vinagre e ervas. Evite beber líquidos durante as refeições.

Fonte: Cartilha Med-Rio.

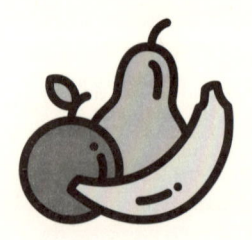

Coma mais frutas
As frutas são ricas em nutrientes essenciais, como carboidratos, vitaminas e minerais, além de antioxidantes e fibras que saciam o organismo por mais tempo e ajudam no trânsito intestinal. Entre as que mais saciam estão: maçã, banana, abacate, laranja, pera, goiaba, kiwi, ameixa. Coma de acordo com suas necessidades diárias, em média, de quatro a cinco porções.

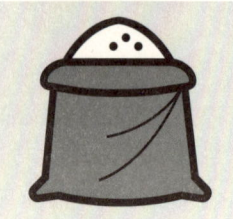

Evite a farinha branca
Farinha de trigo refinada é pobre em fibras, pode causar prisão de ventre e problemas intestinais. E como o carboidrato da farinha é absorvido mais rapidamente pelo organismo, ela traz outros prejuízos, como elevação da glicose e dos triglicerídeos. Substitua a farinha refinada pela integral.

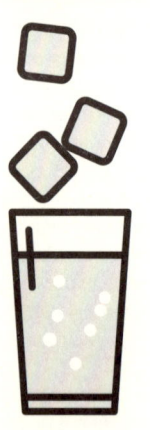

Beba bastante água
A água, indispensável ao funcionamento do organismo, é o principal componente químico do corpo e representa 60% do peso corporal. Nossas células precisam de água para eliminar os resíduos através da urina, da transpiração e das evacuações, manter a temperatura corporal, lubrificar as articulações e proteger tecidos. E não espere sentir sede para beber água. De maneira geral, as Academias Nacionais de Ciências, Engenharia e Medicina, nos Estados Unidos, recomendam o consumo diário de 3,7 litros para os homens e 2,7 litros para as mulheres e incluem os líquidos provenientes da água, das bebidas e dos alimentos. Nos casos dos sucos, opte pelos naturais. Os industrializados são ricos em açúcar e sódio. Também vale usar água de coco natural.

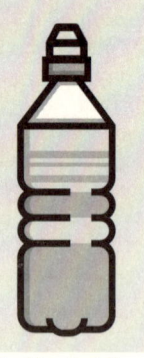

Isotônicos
As bebidas esportivas são calóricas e favorecem o ganho de peso, pois são fonte de carboidratos (açúcares) e sódio, não só de vitaminas e minerais. Elas servem para repor as perdas de água e eletrólitos após atividade física intensa. Em exercício com duração menor que uma hora, beber água é o suficiente para se hidratar. As bebidas energéticas têm fórmula semelhante às das esportivas e estimulantes, como cafeína, guaraná e taurina. Seu abuso pode causar danos aos sistemas nervoso e cardiovascular.

Fonte: Cartilha Med-Rio.

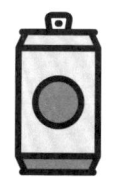

Nada de refrigerantes
Essas bebidas não têm qualquer valor nutricional e contêm grande quantidade de açúcar e cafeína, entre outras substâncias.

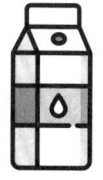

Leite e derivados
Prefira os desnatados ou com baixo teor de gordura.

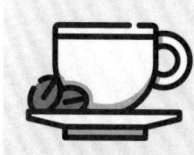

Café e chá
O consumo do café, desde que sem açúcar, pode ser benéfico à saúde, pela presença de substâncias antioxidantes. Beba no máximo duas xícaras por dia. O chá, gelado ou quente, é muito saudável, principalmente se preparado com ervas frescas. Há chás para todos os gostos e bolsos no mercado brasileiro. Praticamente não têm calorias, mas devem ser bebidos sem açúcar.

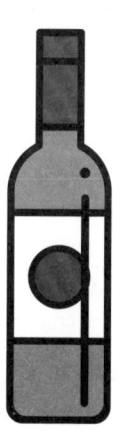

Álcool
Bebidas alcoólicas devem ser usadas com moderação. Toda bebida alcoólica é tóxica ao fígado e ao sistema nervoso. Pesquisa recente global, publicada na revista científica *The Lancet*, realizada com participantes de 15 a 95 anos, demonstrou o que alguns trabalhos anteriores indicavam: não existe um nível seguro para o consumo de álcool. Há quem afirme que beber moderadamente pode proteger contra doenças cardíacas, mas o risco de câncer e outros males supera os benefícios. Outro estudo, da Universidade de Cambridge, também publicado em *The Lancet*, analisou 600 mil pessoas, e estimou que os indivíduos que consomem entre dez e 15 drinques por semana podem ter a vida diminuída em um a dois anos. Quem consome mais de 18 drinques por semana pode viver menos quatro anos quando comparado a quem não tem esse hábito.

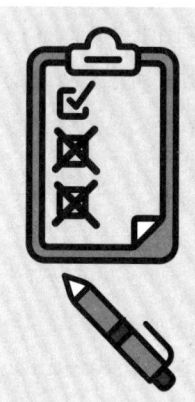

Cuidado com as dietas da moda
Geralmente, elas garantem uma perda rápida de peso porque diminuem muito a quantidade de alimentos. Mas as restrições se tornam tão incômodas, e a saúde é tão prejudicada, que a pessoa se sente impossibilitada de manter a dieta e volta a engordar. Devagar é que se vai longe: mudanças graduais têm melhores resultados a médio e longo prazo! Não siga dietas por conta própria. Quase sempre, elas só se preocupam com a quantidade de calorias e não com a qualidade dos nutrientes. O adequado é ter a orientação de nutricionista. Alimentos sem glúten (a proteína dos cereais), por exemplo, só devem ser usados por pessoas com alguma restrição médica, como é o caso de diagnosticadas com doenças celíacas.

Fonte: Cartilha Med-Rio.

mais lento e sentimos mais fome no almoço. O ideal é combinar uma fruta, um carboidrato e proteínas. Veja algumas sugestões:

- Leite de soja, duas fatias de pão integral com creme vegetal/margarina, ½ unidade de mamão papaia.
- Leite desnatado com cereais integrais do tipo *musly*, sem açúcar e aveia;
- Pão integral com queijo magro e suco de caju, batido com linhaça;
- Uma xícara de café com leite desnatado, torradas com queijo branco, uma fatia de melão;
- Suco de laranja batido com maçã e gengibre, torrada integral com queijo magro.

• Almoço e jantar

Agora que você já conhece todos os alimentos de um prato saudável, saiba como utilizá-los nas refeições:

Comece preenchendo a metade do prato com vegetais crus e cozidos.

Para a outra metade, faça da seguinte forma: preencha ¼ com uma porção de proteína animal (carne de boi, frango, peixe – tirando a gordura visível – ou ovos), uma porção de proteína vegetal (feijão, grão-de-bico, soja ou lentilha) e uma porção de arroz integral.

Para saber mais, confira o "Guia Alimentar para a População Brasileira", do Ministério da Saúde, disponível em: http://bvsms.saude.gov.br/bvs/publicacoes/guia_alimentar_populacao_brasileira_2ed.pdf.

E também conheça mais sobre os alimentos regionais brasileiros em: http://bvsms.saude.gov.br/bvs/publicacoes/alimentos_regionais_brasileiros_2ed.pdf.

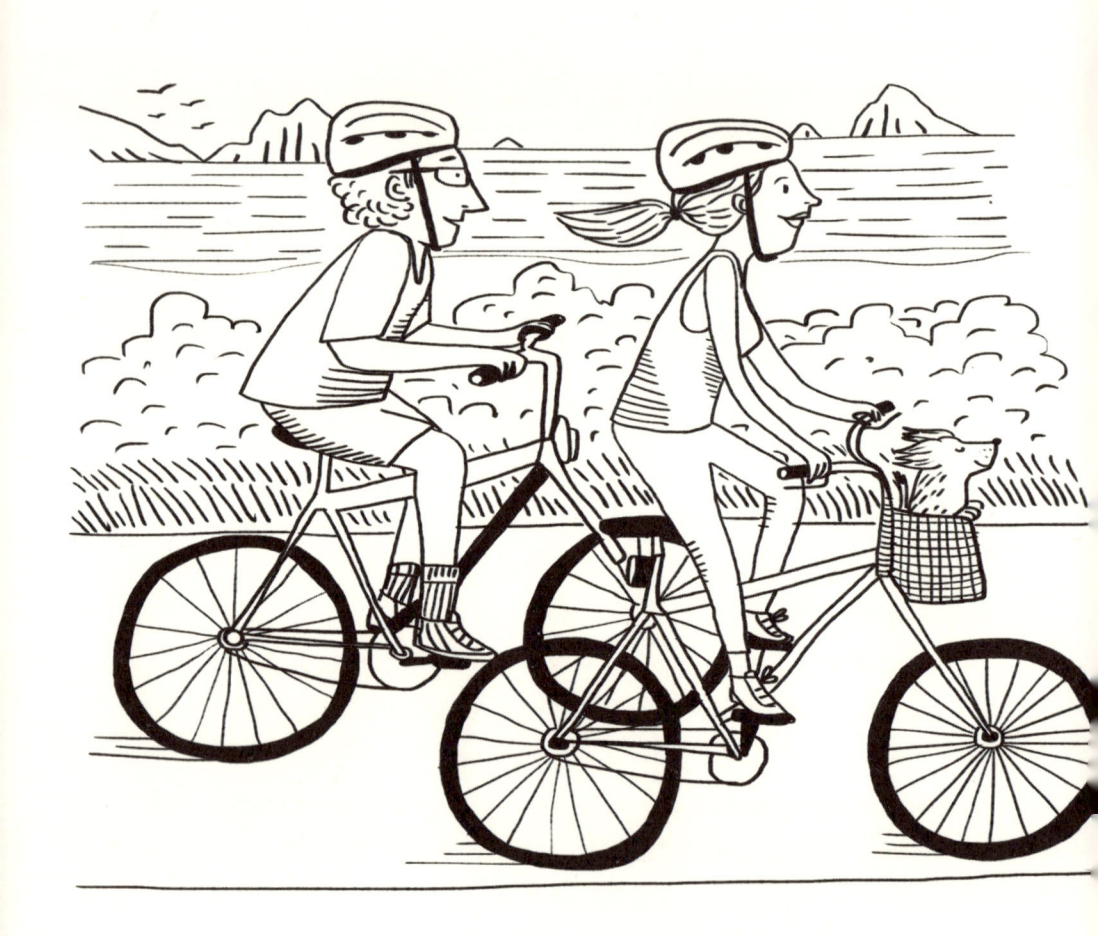

CAPÍTULO 4

XÔ, PREGUIÇA

Mexer-se é o melhor seguro de saúde para qualquer idade. Acontece que, para muitos, a preguiça é mais forte do que o ânimo de fazer exercício. Não se culpe por isso! Você sabe que a atividade física faz bem, mas ainda não se deu conta do quanto ela é positiva, com efeitos benéficos, estendendo-se da vida sexual ao humor, da proteção contra as doenças cardiovasculares à redução da obesidade e à tranquilidade de um sono de qualidade. É uma vacina natural contra quase todos os males. Então, leia com bastante atenção este capítulo e comece a superar o sedentarismo, que é o quarto maior fator de risco de mortalidade no mundo. Mesmo em períodos de isolamento social e trabalho em *home office*, é preciso criar uma rotina de atividade física diária, levando em conta os aspectos de segurança recomendados pelas autoridades de saúde.

No Brasil, de acordo com o levantamento Vigitel 2018, no conjunto das 27 cidades pesquisadas, "a frequência da prática de atividade física no tempo livre, equivalente a 150 minutos de atividade moderada por semana, foi de 38,1%, sendo maior entre homens (45,4%) do que entre mulheres (31,8%). Em ambos os sexos, esse hábito tendeu a diminuir com a idade e aumentou fortemente com a graduação do nível de escolaridade". O "Vigitel atribui a condição de prática insuficiente de atividade física a indivíduos cuja soma de minutos despendidos em atividades físicas no tempo livre, no deslocamento para o trabalho/escola e na atividade ocupacional não alcança o equivalente a pelo menos 150 minutos semanais de atividades de intensidade moderada ou pelo menos 75 minutos semanais de atividades de intensidade vigorosa". E "considerando o conjunto da população adulta estudada, 44,1% não alcançaram um nível suficiente de prática de atividade física, sendo este percentual maior entre mulheres (51,7%) do que entre homens (35,1%)". E ainda: no conjunto das 27 cidades, a taxa de adultos que despendem três horas ou mais por dia do seu tempo livre assistindo à televisão ou usando computador, tablet ou celular foi de 63,3%. Ou seja, os brasileiros estão mais sedentários do que deveriam, e isso é grave.

Embora você não tenha começado a se exercitar aos 15 ou aos 30 anos, ainda dá tempo. Um bom exemplo é o de Alberto S., engenheiro carioca de 45 anos, divorciado, que faz "tudo para não ficar parado": joga futebol aos domingos e corre todas as manhãs. O gatilho para a atividade física foi seu aniversário de 40 anos, quando entendeu que não queria seguir os passos do pai, que fumava e bebia sem moderação e morreu vítima de infarto aos 48 anos. Alberto procurou aconselhamento médico e mudou de hábitos, tanto para afastar o fantasma da doença paterna quanto pelo desejo de "uma vida nova". Hoje, além de ter quase chegado ao peso ideal, obteve um ganho adicional com a atividade física, aliada à dieta equilibrada – com o humor em alta, sua vida social melhorou e voltou a sair com os amigos, deixando de passar o tempo de lazer sentado.

O pior cenário é o do obeso que não se movimenta. Contudo, melhor um gordo ativo do que um magro tomado pela inércia, como era a advogada Lourdes H., 38 anos, que procurou o médico devido às repetidas crises de enxaqueca e problemas digestivos. Filha e irmã de pessoas sedentárias, ela era tensa devido às demandas de dez horas de trabalho por dia. Não engordava, mas alimentava-se de *fast-food* e dizia-se viciada em chocolate. Quando se matriculou numa academia, a enxaqueca diminuiu, mas ela detestou o tipo de exercício. Tentou natação, que logo interrompeu. Finalmente, decidiu experimentar ioga e alongamento. Em dez meses, sua vida mudou. Segundo ela, está mais centrada, respira melhor, ficou mais afável. E as crises de enxaqueca e os problemas digestivos desapareceram.

Começar a se mexer pode ser difícil. Entretanto, procure uma atividade que lhe dê prazer, não necessariamente um exercício tradicional: aula de dança, pingue-pongue e até levar o cachorro para passear são válidos contra o sedentarismo. O que importa é não adiar a decisão de se mexer. Xô, preguiça! Em vez do elevador, use a escada para subir três andares e descer cinco; caminhe na sua hora do almoço. Levante-se da mesa para comunicar-se com os colegas no escritório, em vez de usar mensagens de texto.

DIRETRIZES ATUALIZADAS

As recentes diretrizes para atividade física da população americana, divulgadas em novembro de 2018 pelo *US Department of Health and Human Services* (*HHS*) e publicadas no periódico *JAMA*, reforçam a importância da prevenção. O documento foi aprovado pela AHA (American Health Association) e contém, pela primeira vez, recomendações para que crianças de 3 a 5 anos façam exercícios. Sedentárias, elas são uma bomba-relógio. A obesidade já desqualifica quase um terço dos jovens norte-americanos de 17 a 24 anos para o serviço militar.

E essas novas recomendações defendem "movimentar-se mais e passar menos tempo sentado", a qualquer hora, em qualquer lugar, de qualquer forma. Antes, recomendava-se tempo mínimo de atividade física, o que prejudicava a adesão de pessoas que alegam não ter tempo para exercitar-se. Conforme os estudos em que se basearam as diretrizes, um único episódio de atividade física pode reduzir a ansiedade e o estresse, a pressão arterial, melhorar a qualidade do sono e a sensibilidade à insulina e a libido. Um custo-benefício tão valioso que é impossível não entender sua necessidade!

Ademais, a atividade física melhora a imunidade e ameniza problemas de saúde preexistentes. Entre eles, estão a melhora da dor na osteoartrite, a redução da progressão de diabetes tipo 2, a redução dos sintomas de depressão e a melhora da cognição em pacientes com doença de Alzheimer, esclerose múltipla, transtorno do déficit de atenção com hiperatividade (TDAH) e mal de Parkinson. A atividade física também reduz oito tipos de câncer: além dos de mama e cólon, listados anteriormente, foram incluídos no novo documento os de bexiga, endométrio, esôfago, rins, estômago e pulmão.

Veja a seguir as principais recomendações dos pesquisadores:

- Crianças em idade pré-escolar (de 3 a 5 anos) devem ser fisicamente ativas durante o dia, tendo como objetivo três horas de atividade diária. Essa recomendação é baseada na atividade média observada nessa faixa etária e também está de acordo com as diretrizes de atividade física da Austrália, do Canadá e do Reino Unido;
- Entre 6 e 17 anos, crianças e adolescentes devem fazer exercícios de moderados a vigorosos, por 60 minutos ou mais, diariamente;
- As recomendações para adultos não foram alteradas: o ideal é que se faça de 150 a 300 minutos de atividade de intensidade moderada por semana, ou 75 a 150 minutos de atividade física aeróbica forte, ou uma "combinação equivalente de atividade aeróbica de intensidade moderada e forte". Aconselha-se também atividade de fortalecimento muscular em dois ou mais dias da semana;
- Aos idosos, recomenda-se a atividade física mista, incluindo treino de equilíbrio e atividades aeróbicas e de fortalecimento muscular;
- Mulheres grávidas e no pós-parto devem fazer pelo menos 150 minutos de atividade aeróbica moderada por semana;

- Adultos com doenças crônicas ou deficiências "devem seguir as diretrizes para adultos e praticar atividades aeróbicas e de fortalecimento muscular" dentro de suas capacidades.

APENAS UM PAR DE TÊNIS

Quando os médicos recomendam uma hora de atividade física moderada, isso inclui caminhada rápida (a 5,6 km/h) ou andar de bicicleta por diversão (a 16 km/h). Não se trata de uma questão de tempo ou dinheiro: quase todos podem fazer isso. Bastam 60 minutos para compensar os riscos de oito horas na cadeira do escritório, segundo uma meta-análise de estudos com mais de um milhão de pessoas, publicada na revista científica *The Lancet*. O levantamento considerou 16 estudos, com dados de 1.005.791 indivíduos maiores de 45 anos dos Estados Unidos, Europa Ocidental e Austrália.

O hábito da caminhada diária exige pouco empenho – afinal, é possível caminhar em qualquer lugar – e não requer equipamentos especiais, apenas um bom tênis e roupa confortável. Na meia-idade, o melhor condicionamento físico está associado com menor risco de depressão e de mortalidade por doença cardiovascular 20 anos depois, fundamentado no estudo do Cooper Institute, em Dallas (EUA), publicado na edição on-line da revista científica *JAMA Psychiatry*. O trabalho incluiu 17.989 pacientes, dos quais 80,2% eram homens, com média de idade de 50 anos quando foi realizado o exame.

É essencial incluir o movimento na rotina. Entretanto, movimentar-se é mais do que ir à praia no fim de semana ou percorrer o shopping olhando vitrines. Isso também vale para pessoas com doenças crônicas e limitações, com orientação adequada a cada caso. Um estudo do Departamento de Prevenção e Controle do Câncer no Roswell Park Comprehensive Cancer Center, em Buffalo, Nova York (EUA), comprovou que pacientes com câncer que fazem atividades físicas antes e depois do tratamento têm 40% mais probabilidade de sobreviver em comparação aos sedentários.

Segundo um estudo australiano recente, publicado na revista científica *Scientific Reports*, adultos na meia-idade que se engajaram em altos níveis de atividade física tiveram maior probabilidade de envelhecer melhor 10 anos depois. Traduzindo: altos níveis são aqueles que estão acima do mínimo recomendado (os já mencionados 150 minutos semanais de exercícios de intensidade baixa a moderada, ou 75 minutos semanais de intensidade alta). Sob o ponto de vista dos autores, mesmo 25 a 35 minutos de atividade física ao dia reduzem os riscos de quem fica sentado por longos períodos.

Outro estudo (com 2.600 homens e mulheres de 18 a 85 anos) indica que os 150 minutos semanais de exercícios de moderados a vigorosos fazem com que as pessoas durmam melhor à noite e se sintam mais alertas durante o dia. Esse estudo, realizado na Universidade de Oregon e publicado na revista *Mental Health and Physical Activity*, detectou os benefícios na área do sono ao pesquisar a relação atividade física/saúde cardiovascular.

MEXA-SE PARA COMBATER DOENÇAS

Você não quer fazer parte das estatísticas negativas! Os números são preocupantes: mais de 5,3 milhões de mortes anuais por doenças não transmissíveis (incluindo doenças cardiovasculares, diabetes e câncer) no mundo estão relacionadas ao sedentarismo, com base num estudo da Escola de Saúde Pública da Universidade de Harvard, nos Estados Unidos, publicado na revista *The Lancet*. Esse número é o mesmo dos óbitos decorrentes do tabagismo e duas vezes maior do que o associado à obesidade.

A maioria da população brasileira é sedentária. Quem caminha no centro das grandes cidades brasileiras observa a grande quantidade de gente acima do peso. Uma pesquisa da Organização Mundial da Saúde (OMS), a partir de dados de 2001 a 2016, revelou que um em cada dois adultos (47%) no país não pratica atividades físicas suficientemente. Entre as mulheres, a situação é mais inquietante: o sedentarismo chega a 53,3%, contra 40,4% dos homens. A OMS analisou 358 pesquisas populacionais, num total de 1,9 bilhão de indivíduos em 168 países, e concluiu que 1,4 bilhão de pessoas colocam a saúde em risco por levar uma vida sedentária.

Nas nossas pesquisas junto aos nossos clientes que passaram por *check-up* médico completo em nossas clínicas, 50% dos homens e 55% das mulheres eram sedentários.

Os custos individuais do sedentarismo são enormes. Um estudo do Icahn School of Medicine, em Mount Sinai, Nova York, publicado na revista científica *Annals of Internal Medicine*, apontou que indivíduos de 18 anos, sedentários, com baixa capacidade aeróbica e pouca força muscular, têm probabilidade três vezes maior de desenvolver, anos mais tarde, diabetes tipo 2, em comparação a outros jovens da mesma idade. Conforme dados de um estudo longitudinal coordenado pela Faculdade de Medicina de Harvard e publicado pelo *British Journal of Sports Mecidine*, os distúrbios cardiorrespiratórios foram a primeira causa de mortes evitáveis entre 40.842 adultos de ambos os sexos.

PROZAC OU ADIDAS?

Vivemos um momento difícil em nosso país, retratado pela retomada da inflação, aumento do dólar e dos impostos, crise hídrica e energética, denúncias de corrupção em vários setores e aumento do desemprego, entre outros problemas graves. Um cenário que inquieta e ataca diretamente o bem-estar de todos os cidadãos. Essa agressão crônica causa ansiedade e depressão em diferentes graus, além de outras complicações emocionais e físicas, dependendo da forma como cada um de nós reage. Mas como enfrentar esse momento de fragilidade emocional e se fortalecer?

"Somos corpo e alma, físico e emoção", como definiu o gênio Leonardo da Vinci. Não há dissociação. Estudos realizados por cientistas da Universidade de Harvard, nos Estados Unidos, demonstram que 80% de todas as consultas médicas no mundo, sejam em consultórios, ambulatórios e hospitais, têm relação com o estresse diário no cotidiano no homem moderno; o nômade contemporâneo no mundo globalizado.

Hoje, homens de 35 anos estão sendo operados de doenças que antes só eram diagnosticadas depois dos 50.

Ainda na década de 1990, o câncer de mama incidia sobre mulheres com mais de 40 anos. Atualmente, não raro, a doença é diagnosticada aos 25 anos. Em duas décadas e meia realizando diariamente *check-up* médico, e a partir da análise de dados de 100 mil homens e mulheres, nossos médicos identificaram que 70% dos nossos clientes convivem com altos níveis de estresse, o maior fator de risco para a boa saúde. O indivíduo estressado alimenta-se e dorme mal, leva uma vida sedentária. E tudo isso aliado às pressões profissionais e à falta de lazer e à fragilidade emocional prejudica mais seu bem-estar.

O estresse crônico, entre outros malefícios, favorece a liberação de altas doses de adrenalina e cortisol na circulação sanguínea, com consequências graves, como, por exemplo, depressão, em indivíduos predispostos. Os sintomas de depressão aparecem em 8% dos nossos clientes, a maioria do sexo feminino e com alto grau de instrução.

Recentemente, recebemos uma cliente em nossa clínica que, ao término de seus exames, nos solicitou uma receita para comprar Prozac, um antidepressivo. O pedido nos causou certa estranheza, por se tratar de uma pessoa de modo geral dinâmica, alegre e expansiva. E que, naquele momento, vivia apenas uma fase de desânimo e alguma tristeza. Não era o caso de tomar antidepressivo. É comum ouvir esse tipo de pedido na clínica. Não podemos banalizar a palavra depressão, nem o uso de antidepressivos.

Quando sintomas de desânimo, desmotivação e tristeza persistem por semanas ou meses e impedem um retorno à vida normal, aí sim podem ser sinais de alerta para uma depressão verdadeira, que, do ponto de vista bioquímico, se caracteriza pela baixa produção ou liberação de mensageiros dos neurônios, chamados de neurotransmissores, como serotonina.

A indústria farmacêutica desenvolve cada vez mais medicamentos pontuais para elevar os níveis de neurotransmissores. Entretanto, apesar dos grandes avanços tecnológicos, nosso cérebro permanece uma caixa de Pandora, uma estrutura pouco conhecida em sua nano-organização. As drogas desenvolvidas atuam de forma individualizada. Aquele antidepressivo que, eventualmente, está contribuindo para o bem-estar de uma pessoa pode ser um gatilho de suicídio para outra.

Portanto, o uso de antidepressivos deve ser criterioso. As reações adversas a esse tipo de droga incluem ansiedade, insônia, perda de apetite, convulsões, redução do nível de açúcar circulante, tremor, taquicardia, calafrios, delírio, euforia e, em certos casos, parada cardíaca.

Quando se trata apenas de um problema físico, como, por exemplo, o comprometimento de um órgão, é possível recorrer a intervenções como cirurgias, transplante ou mesmo próteses. Para os traumas emocionais inexistem próteses.

Por outro lado, de forma natural e rápida, podemos elevar os níveis de serotonina e outros neurotransmissores, além dos analgésicos naturalmente produzidos pelo nosso corpo, como as endorfinas. E a prática diária de atividade física é uma das medidas mais eficazes nesse sentido.

O hábito de se exercitar é um antídoto natural e fortalece o indivíduo contra doenças, pois oxigena mais eficazmente o corpo e o cérebro, aumenta a imunidade, melhora o funcionamento do coração, favorece a produção da fração boa de colesterol (o HDL), controla o açúcar em excesso, proporciona um sono reparador, eleva o desejo sexual, retarda o envelhecimento e traz maior sensação de bem-estar.

No Brasil, um estudo da Universidade Federal de Santa Catarina (UFSC), publicado na revista científica on-line *PLoS One*, comprovou que a atividade física ajuda a reduzir a pressão arterial, melhora o funcionamento dos pulmões e a troca de mensagens entre os neurônios (o que favorece a parte cognitiva), fortalece os ossos e alivia a tensão. Os benefícios são rápidos tanto entre indivíduos saudáveis quanto entre os que sofrem de doença cardiovascular. E quanto mais exercício, melhor. Na pesquisa, o grupo que praticou acima de 150 minutos de caminhada por semana teve um resultado melhor nos domínios físico e mental quando comparado ao grupo que caminhou menos de 150 minutos por semana ou que não praticou qualquer atividade física.

Faça as contas e verifique que não é muito: com apenas 30 minutos por dia, cinco dias por semana, sua saúde dá um salto qualitativo.

O PASSO A PASSO DA VIDA ATIVA

A recomendação geral é que a atividade física inclua aquecimento (antes), aeróbica (caminhada vigorosa, natação, ciclismo) e resistência (depois da aeróbica, como, por exemplo, levantar pesos leves). Mais uma vez, é imprescindível ressaltar a necessidade de uma avaliação médica antes de adotar qualquer programa de exercícios.

A seguir, acompanhe as diretrizes adaptadas da Associação Americana do Coração e dados atualizados de importantes estudos em centros mundiais, para uma atividade física segura em adultos dos 18 aos 80 anos.

CADA UM NO SEU TEMPO

- Prazer – Não é porque seu irmão gosta de correr, ou sua mulher exalte as vantagens da hidroginástica, que você vai segui-los. Escolha uma atividade que lhe dê prazer. Não compare seu esforço ou desempenho com o de outras pessoas. Comece aos poucos, não exagere. Caminhar é uma boa opção para iniciantes. Inicie com dez minutos diariamente e aumente aos poucos o tempo, a dificuldade e a intensidade. É melhor fazer alguma coisa do que nada.
- Horário – Determine um horário e um tempo para a atividade. Mantenha o hábito. Proponha-se a ter uma rotina semanal de exercícios aeróbicos (usar o oxigênio no processo de geração de energia dos músculos, como andar, pedalar, dançar, nadar, correr) de, pelo menos, 150 minutos de intensidade moderada ou 75 minutos de intensidade vigorosa. Se você tem pressão alta ou

colesterol elevado, tente fazer pelo menos 40 minutos de atividade física moderada a intensa, três a quatro vezes por semana, no mínimo. Se perder um dia, tente recuperar no dia seguinte. Se preferir se exercitar ao ar livre, tenha um plano B para os dias de tempo chuvoso, muito frio ou quente demais.

- Planejamento – Procure variar o tipo de atividade. Planeje o que vai fazer, registre suas conquistas. Tenha metas realistas e respeite seus limites. Faça os exercícios em horários que melhor se encaixem em seu cotidiano. Na primeira e segunda semanas, caminhe, pedale ou nade três vezes, de 20 a 30 minutos. Na terceira e quarta semanas, faça a atividade cinco vezes, por 30 minutos. Aumente para 40 ou 50 minutos de duração, se quiser perder peso. A partir da quinta semana, pratique cinco vezes, por 30 minutos cada vez. E aumente para 60 minutos de duração, caso queira perder peso. A intensidade deve ser moderada: você não deve ficar ofegante nem ter que parar por cansaço, e deve conseguir conversar.

- Musculação – Com orientação de um profissional de educação física, faça exercícios de musculação duas vezes por semana (de maneira geral, 8 a 10 exercícios para braços, pernas e tronco, em uma a duas séries, com 8 a 15 repetições).

- Líquidos – Beba água antes, durante e depois de cada atividade física (aliás, começar o dia bebendo um copo de água é um hábito saudável). A quantidade de água eliminada com o suor depende da intensidade do exercício e da temperatura ambiente. Beba de 400 a 600 ml de água 20 minutos antes de começar e 250 ml durante o exercício, com 10 a 15 minutos de intervalo. Volumes acima de 250 ml podem produzir a sensação de estômago cheio.

- Pulsação – Aprenda a medir sua pulsação e a calcular sua frequência cardíaca ideal (cerca de 80% da sua frequência cardíaca máxima). Para pulsação, apoie suavemente dois dedos na lateral do seu pescoço, entre a orelha e o queixo. Conte as batidas por 10 segundos. Multiplique esse número por 6 para obter o número de batidas por minuto. Por exemplo, se você estiver parado e contar 12 batidas por 10 segundos, multiplique 12 x 6 e o resultado será de 72 batidas por minuto. Para saber seu ritmo cardíaco ideal, subtraia sua idade de 220. Esta é a sua frequência cardíaca máxima. Para calcular sua frequência cardíaca para a prática de atividade física com segurança, subtraia desse valor 10%. Trata-se da frequência cardíaca submáxima.

Por exemplo, se você tem 40 anos, subtraia 40 de 220, o que dá uma frequência cardíaca máxima de 180 (220 – 40 = 180). Em seguida, subtraia desse número 10%; isto é; 180 menos 18; que dá 162; esta é a sua frequência cardíaca para praticar atividade física com segurança.

Todavia, o ideal é confirmar com seu médico. Se sentir algum mal-estar ou dor de qualquer tipo, interrompa o exercício.

ALONGANDO PARA TER FLEXIBILIDADE

Você sente dificuldade ao olhar para trás antes de tirar o automóvel de uma vaga? E ao agachar-se para amarrar os tênis? Os exercícios de alongamento ajudam a fazer as duas coisas com mais facilidade. Eles não melhoram a resistência nem a força, mas ampliam sua capacidade de movimentar-se nas atividades cotidianas e aliviam as dores musculares, principalmente lombalgias. Músculos e juntas flexíveis ajudam a prevenir lesões e mantêm a mobilidade à medida que se envelhece.

Uma das medidas para avaliar a flexibilidade é até que ponto você consegue chegar ao tentar tocar os pés mantendo as pernas esticadas. A falta de flexibilidade na parte posterior das coxas e na coluna lombar (a parte inferior da coluna vertebral) aumenta o risco de dor crônica. É cada vez maior o número de pessoas convivendo com lombalgia, inclusive adolescentes, resultado do sedentarismo e da má postura adquirida em longas horas de posição incorreta na frente de computadores, celulares e telas de TV.

PRATIQUE COM SEGURANÇA

- Respire normalmente. Não prenda o ar. Faça movimentos lentos, sem forçar.
- Braços e pernas devem estar eretos, mas não rígidos, quando você se alonga. As articulações devem se dobrar um pouco durante o alongamento.

- Se começar a sentir dor, identifique o músculo que está causando o problema e mude a técnica usada, para não se machucar.

PARA COMEÇAR, QUANTIDADE E FREQUÊNCIA

Alongue-se devagar, até chegar à posição desejada sem sentir dor. Permaneça de 15 a 60 segundos em cada posição, relaxe e respire. A recomendação mínima é de duas vezes na semana. Veja exemplos de exercícios de alongamento que podem ser feitos por adultos saudáveis. Se você passou por cirurgia de quadril ou coluna, consulte o médico antes de começar.

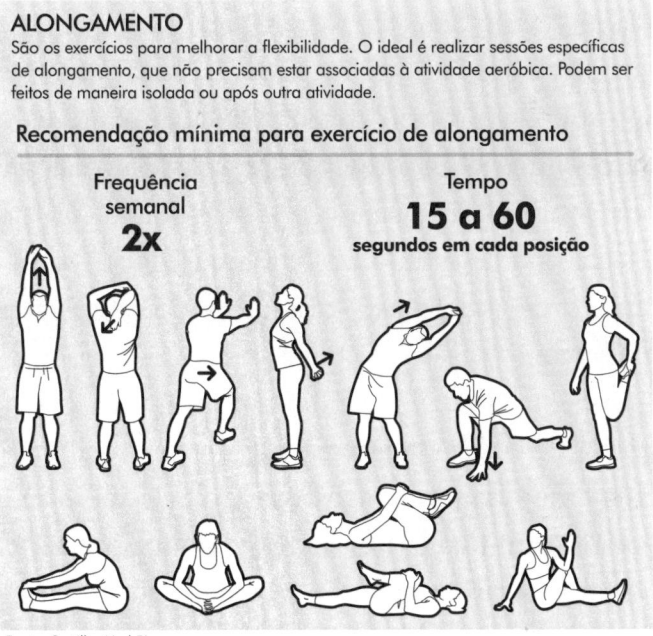

ALONGAMENTO
São os exercícios para melhorar a flexibilidade. O ideal é realizar sessões específicas de alongamento, que não precisam estar associadas à atividade aeróbica. Podem ser feitos de maneira isolada ou após outra atividade.

Recomendação mínima para exercício de alongamento

Frequência semanal: 2x

Tempo: 15 a 60 segundos em cada posição

Fonte: Cartilha Med-Rio.

MUSCULAÇÃO

Em condições normais, a musculação aumenta a força e a resistência de adultos de 18 a 64 anos que fazem exercícios regularmente de duas a três vezes por semana. E tem mais: de acordo com pesquisas, o acréscimo de meio quilo de músculo (massa magra) aumenta, em média, o gasto de até 50 quilocalorias. Ou seja: mais músculos, mais queima de gordura. O ideal é que os dias não sejam consecutivos (48 horas de pausa). Você não precisa chegar à exaustão, nem invejar o corpo "marombado" da pessoa ao seu lado na academia. Pelo contrário: a qualidade dos músculos é mais importante do que a massa muscular na sensação de bem-estar e na prevenção de doenças.

Não se deixe levar pelas aparências. Pesquisa australiana, publicada na revista *Scientific Reports*, verificou que a exposição a imagens de pessoas muito fortes pode causar uma percepção distorcida sobre o próprio corpo, principalmente entre rapazes. É algo similar ao fato de que pessoas expostas a imagens de corpos com pouca gordura se sentem mais gordas. A base teórica deste tipo de estudo é o fenômeno da adaptação visual. Olhar um corpo musculoso produz a ilusão de que o corpo comum é fraco.

Para quem está começando, um programa que aumente a resistência deve ser elaborado por um profissional de educação física, que combinará os exercícios com atividade aeróbica, como caminhada na esteira e alongamento. Cada indivíduo tem suas preferências em relação aos exercícios, mas precisa levar em conta, sempre, que eles devem ser seguros.

Não faz sentido arriscar-se a lesões. Se seu desejo é levantar pesos, avance com o peso aumentando aos poucos. O objetivo é atingir um nível ótimo de manutenção. Sem pressa, com persistência.

CAMINHADA

Intensidade – Há quatro níveis de intensidade da caminhada. Muito leve, em que é possível manter uma conversa com tranquilidade. Moderada, quando a conversa é feita normalmente. Alta, em que a fala passa a ser entrecortada. E muito alta, em que não é possível falar mais do que palavras como "vamos" e "valeu". Mesmo para pessoas mais jovens, a velocidade da caminhada não deve ser muito intensa (até 6 km/hora).

- Ritmo – No início, evite acelerar. Como em qualquer exercício, comece aos poucos. Antes de ir ao shopping comprar o tênis, agende uma consulta médica para conhecer seus limites cardiorrespiratórios e musculoesqueléticos.
- Ganhando vida – Procure caminhar diariamente, de 30 a 40 minutos. Os anos de vida ganhos por quem segue um programa regular de caminhada são: três anos para 200 minutos de caminhada por semana; quatro anos para 400 minutos semanais; quatro anos e meio para 500 minutos semanais.
- Conforto – É um item essencial. Além de usar o tênis adequado, com boa capacidade de absorção de impacto,

procure evitar pistas irregulares, que podem causar lesões ósseas, articulares e musculares. Vista roupas leves e confortáveis, de acordo com o clima.
- Momento adequado – Evite caminhar nas horas mais quentes do dia (neste caso, suar demais não vai compensar o desgaste do organismo). Faça um lanche leve e evite caminhar em jejum.
- Posição do corpo – Mantenha o corpo ereto, olhando fixo para a frente, com os ombros alinhados. Se sentir que começou a se curvar, corrija a postura, interrompa os passos por um minuto e volte ao alinhamento. Os braços devem oscilar na mesma velocidade e amplitude. Ao pisar, o correto é tocar no chão primeiro com o calcanhar.

ALIMENTAÇÃO PARA O BOM RENDIMENTO

Antes da atividade física – O ideal é fazer um lanche saudável, que garanta a energia durante o exercício, com alimentos ricos em carboidratos, de preferência integrais, que proporcionam maior saciedade. Sugestão: cereais integrais acompanhados de frutas oleaginosas (nozes, castanhas, que contêm gordura boa, vitaminas e minerais); iogurte; torrada com requeijão; banana com aveia e chia; mamão com granola.

Depois da atividade física – A melhor opção é uma refeição que contenha uma porção de proteína animal magra (carne, frango, peixe, ovos), associada a uma fonte de proteína vegetal (leguminosas: feijão, ervilha, grão-de-bico, soja), um carboidrato complexo (arroz integral ou massa integral) e verduras. Um exemplo: salada de alface e tomate (metade do prato), filé de frango grelhado e feijão (um quarto do prato) e arroz integral (um quarto do prato). Se não estiver com muita fome, pode comer um sanduíche natural de pão integral, duas fontes de proteína magra (queijo magro e um substituto de carne: atum, frango desfiado, rosbife, *carpaccio*, peito de peru, presunto magro) e vegetais (verduras, cenouras, tomate, pepino). Um prato colorido é um bom sinal de que os nutrientes essenciais estão ali.

MITOS

A diferença do meu peso antes e depois do exercício é menor. Eu emagreci?
Essa diferença representa a quantidade de líquido perdida com a atividade e não o peso perdido em forma de gordura.

Malhar em jejum ajuda a perder peso?
A boa nutrição é que dá energia para você fazer exercícios mais pesados. Em jejum, o organismo armazena gordura para prevenir a falta de alimentação. Prefira alimentos que não pesem no estômago. O jejum não é recomendado antes de caminhadas.

Faço atividade física e me alimento corretamente, então como engordei?

Com a prática de atividade física, principalmente musculação, ocorre o crescimento da massa magra. O aumento de peso não é proveniente de gordura.

Quem pratica atividade física precisa de suplementos?
Não existe essa regra. O suplemento só deve ser utilizado por atletas e indivíduos que tenham alguma necessidade especial, com a prescrição orientada por um nutricionista. Desconfie de propagandas enganosas.

Preciso beber repositor hidroeletrolítico (bebidas isotônicas) para me hidratar durante o exercício?
Essas bebidas apenas são indicadas para atletas e em exercícios de longa duração, como triátlon, e devem ser usadas com orientação médica ou de um nutricionista. Para quem pratica atividade física de rotina, basta água. As bebidas esportivas contêm carboidratos (açúcares, glicose e frutose) e vitaminas, além de minerais como cálcio, potássio, fósforo e sódio, e servem para repor líquidos e sais perdidos durante a transpiração excessiva. As energéticas têm fórmulas semelhantes e estimulantes, como cafeína, guaraná e taurina. O abuso delas causa danos à saúde, como pressão alta, mau funcionamento dos rins, taquicardia e dificuldade para dormir.

Sou magro e o médico recomendou exercícios. Preciso mesmo fazê-los?
Ser magro não significa ser saudável. Todo indivíduo sedentário, independentemente do que mostra a balança, tem sua saúde ameaçada pelos riscos mencionados anteriormente neste capítulo.

Faço exercício abdominal há algum tempo, por que não perdi a barriga?
Abdominal não elimina barriga. Ele é muito importante para fortalecer a musculatura, o que melhora a aparência (a barriga fica mais dura). A corrida também ajuda a queimar gordura do abdome. É preciso adotar, além dos exercícios, um cardápio rico em alimentos naturais. Coma mais frutas, verduras, legumes e proteínas magras (carnes brancas e *tofu*), e consuma bastante água, sucos ou chás sem açúcar, para regular o intestino e evitar os gases (que distendem o abdome). As refeições devem ser regulares, com menor quantidade de alimentos no prato. As pessoas que pulam refeições podem sentir tanta fome que abusam na refeição seguinte.

EM RESUMO

- O exercício ajuda a reduzir ou manter o peso.
- O exercício regular melhora o fluxo do sangue, diminuindo o risco cardiovascular. Mesmo que você ainda esteja acima do peso, o fato de manter o corpo em movimento aumenta as taxas do colesterol "bom" (HDL) e reduz as dos triglicerídeos nocivos. A atividade física previne, ou controla melhor, os efeitos de derrame, síndrome metabólica, diabetes tipo 2, artrite e depressão.
- O exercício melhora o humor, graças à produção de endorfinas, que, ao serem liberadas no corpo, propiciam uma sensação de bem-estar. Uma caminhada de

30 minutos "levanta o astral". Ao melhorar a forma física, sua confiança e autoestima também aumentam.
- O exercício estimula a resistência e melhora a força. Ao levar oxigênio e nutrientes aos tecidos, estimula a eficiência do sistema cardiovascular. Quando seu coração e seu pulmão estão bem, os circuitos cerebrais são ativados e você imediatamente percebe o ganho de energia para as atividades diárias.
- O exercício facilita um sono reparador e você adormece mais depressa. Não faça exercício perto da hora de dormir, quando não precisa de excesso de energia.
- O exercício melhora a libido. Homens que fazem atividade física regular estão menos propensos à disfunção erétil que os outros.
- O exercício é um tempo só para você. Aproveite! Se acontecer num ambiente socialmente estimulante, melhor. Se ficar entediado de uma atividade, passe para outra.
- O objetivo deve ser de, pelo menos, 150 minutos semanais de exercício moderado a intenso ou 75 minutos semanais de exercício vigoroso. Tente combinar exercícios aeróbicos vigorosos e moderados (corrida, caminhada, natação). Converse com um profissional para organizar seu plano de atividade física.
- Fale com o médico antes de aderir a um programa de exercícios, sobretudo se não se exercita há muito tempo ou tem algum problema crônico (mesmo que pareça simples, como alergia ou dor de cabeça). Ainda que

esteja começando devagar, o médico pode recomendar um perfil cardiovascular para adicionar segurança à sua atividade.
- Faça *check-up* médico completo – consultas minuciosas com uma equipe médica multidisciplinar, além de exames complementares. É fundamental avaliar sua saúde, antever doenças, identificar fatores de risco e promover saúde a partir de programas definidos por seu médico. Muitas vezes, durante os exames de um *check-up* médico de qualidade, doenças graves são identificadas. Noventa por cento dos cânceres, por exemplo, são curados quando diagnosticados precocemente.

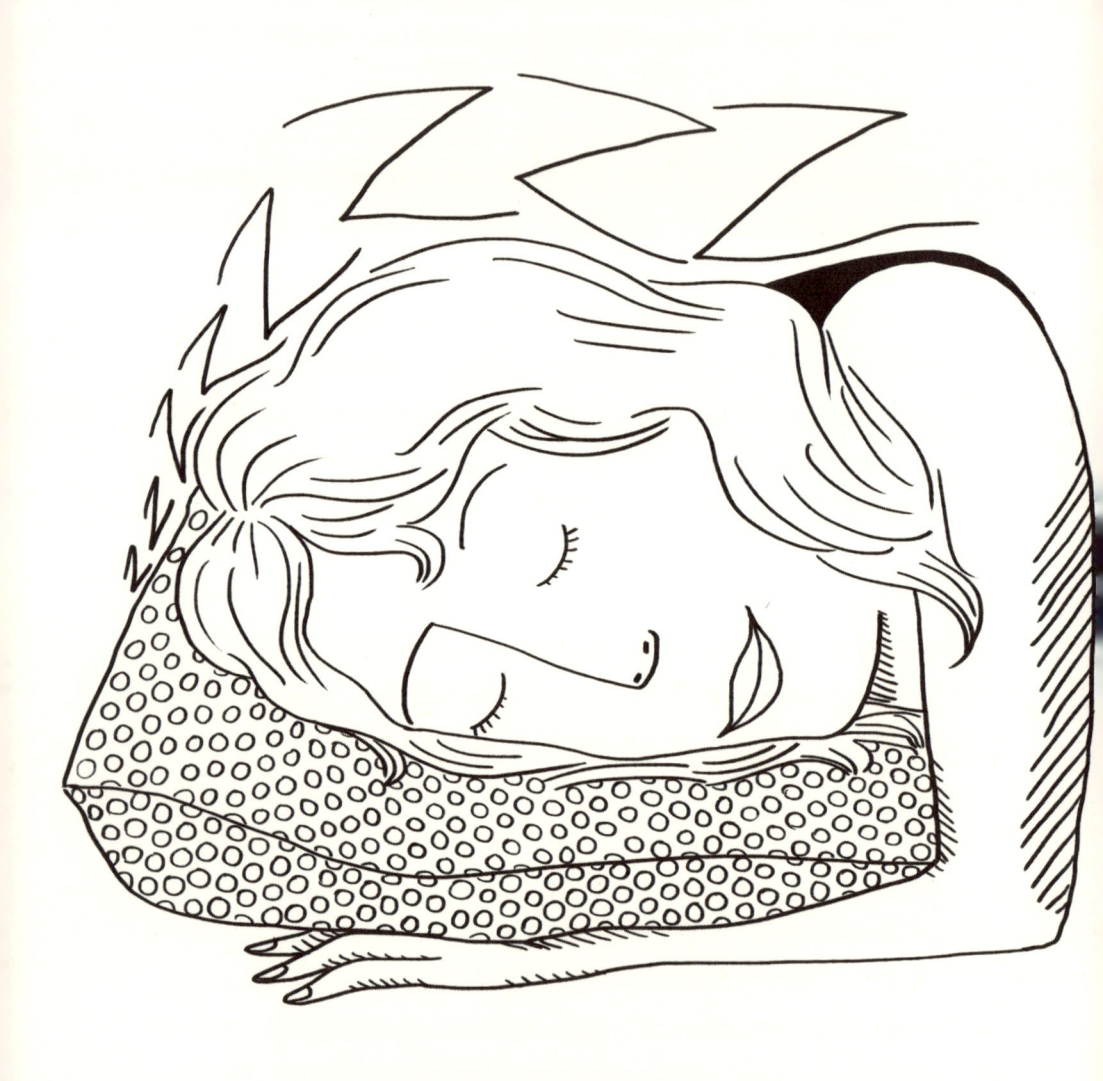

CAPÍTULO 5

É HORA DE DESLIGAR

Você demora a conciliar o sono e desperta mais cedo do que gostaria, com uma sensação de apatia e desânimo. Talvez atribua esse incômodo ao estresse, ao excesso de trabalho ou às preocupações, e tenta se convencer de que bastará resolver a situação pontual para voltar a dormir bem. Se essas situações lhe parecem familiares, leia a seguir como é possível interromper um ciclo que causa prejuízos imediatos e de longo prazo ao seu bem-estar físico e psíquico.

Uma noite maldormida significará, no dia seguinte, redução do desempenho, desmotivação e irritação. Quaisquer que sejam as causas e os sintomas do sono não reparador, é preciso, em primeiro lugar, diagnosticá-los corretamente. A primeira atitude é sair do processo de negação, reconhecendo o problema. Também é importante não se deixar seduzir por indicações que só adiam a solução: aquele chá de camomila da sua avó não resolve insônia, ronco, ranger de dentes, movimento noturno das pernas, apneia obstrutiva ou pesadelos.

Com o fim das lâmpadas incandescentes e o uso continuado de aparelhos eletrônicos (celular e computador) que emitem luz azul, prejudicial ao organismo, agravou-se a preocupação da comunidade científica com os problemas de sono. Enquanto dormimos, o corpo realiza funções essenciais. Por exemplo: o reparo do DNA (que carrega nossas informações genéticas); a secreção de hormônios, como a leptina (essencial no controle do apetite) e o do crescimento (que ajuda a manter o tônus muscular, evitando o acúmulo de gordura); o controle da pressão arterial nas primeiras horas da manhã e a redução da ansiedade.

Em linhas gerais, um adulto precisa de sete a oito horas de sono à noite, mas sempre se deve levar em conta as necessidades individuais e a história de vida. Dormir demais, acima de nove horas por noite, também pode ser um mau sinal, pois talvez indique depressão, ansiedade ou problemas renais. Todavia, Albert Einstein dormia dez horas por noite e, diz-se, cochilava algumas vezes por dia. Acordado, revolucionou nosso conceito de mundo. Outro gênio, Leonardo da Vinci, dormia de maneira fragmentada, com intervalos variáveis, durante um período de 24 horas. No mundo contemporâneo, as sonecas diurnas praticamente desapareceram, salvo algumas exceções, como nas cidades do sul da Espanha e da França, onde o comércio ainda fecha por duas horas para o almoço e a sesta.

POUCAS HORAS DE SONO, MUITOS RISCOS

Cada indivíduo reage de formas diferentes às mesmas alterações. Entretanto, algumas das consequências comuns das noites sem descanso, em que o metabolismo fica sob agressão permanente, são o enfraquecimento do sistema imunológico e o risco aumentado de falhas de memória, problemas cardíacos, diabetes e acidentes. A rotina do sono insuficiente (menos de seis horas por noite) aumenta o risco de doenças cerebrovasculares, diabetes tipo 2, obesidade (elevado em duas vezes), câncer (mama, endométrio, próstata, intestino e leucemia) e depressão. Há redução na capacidade de memorizar e raciocinar, e o estado permanente de ansiedade amplia a vulnerabilidade ao álcool, à cafeína e ao uso de medicamentos para dormir comprados por conta própria.

Apesar das diferenças, a similaridade dos problemas de sono é notável. O estudo "Dormir bem, bom para a saúde: um olhar global sobre a nossa persistente falta de sono" (realizado on-line pela Harris Poll para a empresa Royal Philips) avaliou 15.110 adultos acima de 18 anos, de 13 países: Estados Unidos, Austrália, Argentina, Brasil, China, Colômbia, França, Alemanha, Índia, Japão, México, Polônia e Reino Unido. Constatou-se que a maioria dos entrevistados dormia menos do que a quantidade recomendada pelos médicos – de sete a nove horas por noite – e não tinha horário certo de ir para a cama.

Segundo o levantamento, no Brasil, apenas 44% dos entrevistados tinham horário certo para se desligar à noite, e se sentiam mais preocupados por ser sedentários (59%) do que por não dormir bem. Em mais de 130 mil avaliações realizadas por nossa equipe médica nos últimos 30 anos, comprovou-se que 25% das pessoas examinadas conviviam com a insônia. Na América Latina, 72% dos que relataram um sono de má qualidade se queixavam de um ou mais problemas: insônia, ronco, apneia obstrutiva, narcolepsia (sonolência em excesso) ou síndrome das pernas inquietas (distúrbio neurológico em que a pessoa sente desconforto nas pernas e que só passa quando as movimenta, fragmentando seu sono). Nesse estudo, 56% dos entrevistados latino-americanos se queixaram de cansaço, 45%, de falta de concentração e 43%, de dores físicas, incluindo cabeça, pescoço e cólicas depois de passar apenas uma noite em claro.

"Ah, mas eu compenso dormindo no fim de semana o que não durmo nos dias úteis" – se essa frase lhe serve de consolo, cuidado! O organismo ignora a compensação e não se recupera, porque nas outras cinco noites terá sido "pulada" a fase mais importante do sono, chamada REM (do inglês *rapid eye movement*, ou movimento rápido dos olhos). É nessa fase que ocorrem os sonhos, principalmente na segunda metade da noite, e a restauração do organismo. A atividade cerebral aumenta, acompanhada de elevação na temperatura corporal; a pulsação e a respiração aceleram. Quando dormimos bem, passamos pelos cinco estágios do sono em um padrão cíclico – do estágio 1 ao REM – e depois retornamos ao estágio 1.

Além de sonhar menos, nas pessoas que têm menos sono REM reduzem-se a concentração, a atenção e a memória. Quando o sono irregular se torna uma constante, aumentam o sobrepeso, a glicemia elevada e a pressão arterial, com base no estudo da Duke University Medical Center, em Durham, Carolina do Norte.

Nos Estados Unidos, cerca de 60 milhões de adultos têm dificuldade para dormir bem, e 20% dormem menos de seis horas por noite, conforme apontam as pesquisas. Nos últimos 50 anos, a média de sono noturno dos norte-americanos foi reduzida em até duas horas. Indivíduos que dormiram menos de seis horas apresentaram quase duas vezes mais riscos de morte por doenças cardiovasculares e cerebrovasculares, em comparação com o grupo que dormiu mais de seis horas, concluiu o *Sleep Research & Treatment Center*, da Faculdade de Medicina da Penn State University, ao analisar amostra de 1.741 adultos acompanhados por 16 anos.

As mídias sociais, como Facebook, Instagram, YouTube e WhatsApp, agravam a situação, devido à luz azul dos dispositivos eletrônicos. O acesso ao universo digital se amplia, chegando hoje a mais de 4 bilhões de pessoas no mundo. A média de tempo na internet é de seis horas por dia, com nove horas e 14 minutos no Brasil, segundo relatórios dos sites de monitoramento *We Are Social* e *HootSuite*.

O BOM EXEMPLO DE BONO VOX E SEUS ÓCULOS COM LENTES DE COR LARANJA À NOITE

Não precisamos de luz durante a noite! Até mesmo a exposição a uma iluminação suave, enquanto dormimos, pode interferir no ciclo circadiano (o período de aproximadamente 24 horas sobre o qual se baseia nosso ciclo biológico) e na secreção de melatonina, alicerçado num estudo conduzido em Harvard. Luzes acesas à noite (no corredor, por exemplo, ou vindas da rua) podem ser, com fundamento na pesquisa americana, parte da razão para o sono insuficiente. A melatonina é um hormônio secretado na ausência de luz (natural ou não) pela glândula pineal, localizada no cérebro e responsável, entre outras funções, por regular o nosso ritmo biológico. A luz interfere no ciclo circadiano e no sono REM.

Usar celular e tablet poucas horas antes de dormir pode atrasar o momento de "desligar" o corpo, de acordo com outros estudos. Ao comparar a luz vermelha, que não interfere no organismo, e a luz azul emitida pelas telinhas, uma pesquisa da Universidade de Haifa, em Israel, mostrou que, embora o olho humano não identifique todos os espectros da luminosidade, a luz azul afeta o relógio biológico e desregula a percepção cerebral: se o cérebro recebe a mensagem de que é dia, como passar da vigília ao sono?

Quem sabe que tem problemas com a luminosidade pode recorrer à proteção de óculos escuros mesmo durante a noite, em locais fechados. É o que faz Bono Vox, do U2, que revelou usar o recurso porque tem glaucoma, doença que torna os olhos altamente sensíveis à luz e pode levar à cegueira. Bono contou que basta ser fotografado com flash para passar as muitas horas seguintes com os olhos vermelhos e inchados. Os óculos não são um acessório, são essenciais para a saúde dele. Caso você sofra de algo similar, não hesite em procurar um especialista. Modelos de óculos não faltam no mercado!

Se qualquer luz à noite pode suprimir a necessária secreção de melatonina, a luz azul (produzida pelas lâmpadas LED e fluorescentes que substituíram as incandescentes) faz isso com potência muito maior e é mais deletéria à saúde (ainda que mais favorável ao meio ambiente), segundo os últimos estudos científicos. Pesquisadores de Harvard compararam os efeitos da exposição durante 6,5 horas à luz azul e à luz verde (de brilho igual), e os resultados indicaram que a azul suprimiu a melatonina por um período duas vezes maior do que a verde, e duplicou os ritmos circadianos (3 horas em vez de 1,5 horas).

Ao comparar os níveis de melatonina de pessoas expostas à iluminação brilhante, usando óculos bloqueadores da luz azul, e pessoas expostas à iluminação mais fraca, porém sem o uso dos óculos, pesquisadores da Universidade de Toronto mostraram números praticamente iguais nos dois grupos. Isso corroborou a hipótese de que a luz azul é um supressor potente de melatonina, e ampliou a recomendação para que trabalhadores noturnos e indivíduos que trocam a noite pelo dia (e também os que têm problemas como os de Bono) se protejam com óculos que bloqueiam a luz azul.

Os efeitos da luz azul sobre a qualidade e quantidade do sono também foram verificados numa experiência da Universidade de Houston, no Texas, publicada na revista *Ophtalmic & Physiological Optics*, com 22 participantes de 17 a 42 anos. Eles usaram óculos bloqueadores das emissões de ondas de comprimento curto durante duas semanas, três horas por noite, antes da hora habitual de dormir. Houve aumento de 58% dos seus níveis de melatonina, um ganho que supera os resultados dos suplementos vendidos em farmácia. Além disso, os participantes mencionaram sono mais profundo e de maior duração (média de 24 minutos).

Estudos mostram que apenas duas horas de uso de iPad perto da hora de dormir são suficientes para interferir na produção normal de melatonina.

Cientistas de Harvard estão pesquisando agora uma possível conexão entre a luz e a diabetes/obesidade. Eles submeteram dez pessoas a uma rotina que modificou gradualmente seu ciclo circadiano. Seus níveis de açúcar no sangue subiram, levando-as a um estágio pré-diabético, ao mesmo tempo que caíram os níveis do hormônio leptina, que promove a saciedade depois de uma refeição.

PROTEJA-SE DA LUZ AZUL À NOITE

- Evite olhar para telas brilhantes de duas a três horas antes de dormir.
- Se você trabalha ou usa muitos equipamentos eletrônicos à noite, pense em comprar óculos que bloqueiam a luz azul. No celular, troque a configuração para instalar um filtro de luz a partir de determinada hora da noite.

- De dia ou à noite, use um filtro protetor sobre a tela do computador, caso o utilize de modo constante.
- Exponha-se à luz brilhante durante o dia, o que, além de melhorar seu humor e estado de alerta, aumentará à noite a qualidade de seu sono.
- Se não puder prescindir de iluminação noturna em casa, acenda lâmpadas de luz vermelha, pois elas são as que menos modificam o ciclo circadiano e menos suprimem a melatonina.

RISCO DE ACIDENTES

Dormir mal também coloca outras pessoas em risco. Um levantamento feito sobre a interferência de distúrbios do sono em acidentes de trânsito (da Associação Brasileira de Neurologia, em parceria com a Associação Brasileira de Medicina de Tráfego, CREMESP e a Agência de Transporte do Estado de São Paulo) apontou que 65% dos 495 entrevistados disseram ter sentido sono dirigindo na cidade, e 68%, na estrada. Pelo menos 60% dos entrevistados relataram dormir apenas entre quatro e seis horas e atribuíram média 6 (de 0 a 10) à qualidade do seu sono e à sua sensação de descanso.

Com base no mesmo levantamento, 16% dos entrevistados declararam ter sofrido algum tipo de acidente de trânsito por cansaço ao volante; 40% já ziguezaguearam na estrada e 39% conhecem pelo menos uma pessoa que efetivamente sofreu um acidente de trânsito por causa de sono.

INSÔNIA

A insônia é uma disfunção que se caracteriza por dificuldade de iniciar o sono, continuar dormindo ou despertar precocemente. De acordo com o Manual Estatístico e Diagnóstico de Distúrbios Mentais e a Classificação Internacional de Distúrbios do Sono, há diferentes formas de insônia, podendo acontecer em episódios isolados ou ser crônica; às vezes, a pessoa dorme apenas por curtos períodos, ou fica acordada a maior parte da noite e pela manhã sente como se não tivesse dormido.

Nos casos agudos de insônia – com duração de vários dias ou semanas –, as causas mais frequentes são o estresse no trabalho, as pressões familiares, a depressão ou algum evento traumático. As situações crônicas duram, pelo menos, três meses e ocorrem no mínimo três vezes por semana; elas têm relação com problemas secundários, a exemplo do consumo de certos medicamentos, outros transtornos do sono e mudanças de turno de trabalho. O uso de cafeína, fumar e beber álcool também podem contribuir para noites insones.

Além de causar sonolência diurna e reduzir a energia do corpo, a dificuldade de conciliar o sono deixa o indivíduo ansioso e deprimido, com dificuldades para se concentrar e usar a memória. No homem, há risco três vezes maior de disfunção erétil porque a privação do sono reduz a testosterona, o hormônio sexual masculino.

Para confirmar o diagnóstico de insônia, seu médico terá que fazer uma anamnese minuciosa e pedirá exames, entre eles a polissonografia noturna. Este exame avalia seu sono, se faz paradas respiratórias, seu nível de oxigenação, sua frequência cardíaca, se ronca e até sua posição no leito, entre outros dados.

O tratamento inclui mudanças no estilo de vida, com recomendações dietéticas e de atividade física. Também é possível que sejam indicados medicamentos, além de psicoterapia cognitivo-comportamental para aliviar a ansiedade ou outro problema psíquico.

APNEIA DO SONO

Se você ronca alto, acorda de madrugada em sobressalto ou com falta de ar e passa o dia seguinte sentindo cansaço, pode estar sofrendo de apneia obstrutiva do sono. O distúrbio se caracteriza por interrupções breves e repetidas da respiração, de 10 a 30 segundos ou por mais tempo, algumas vezes no decorrer da noite, ou, em casos mais graves, centenas de vezes enquanto a pessoa dorme. Isso acontece porque o cérebro, por medida de emergência, sem receber oxigênio durante alguns segundos, força o despertar a fim de interromper a ameaça ao organismo. Quando o cérebro sente que é preciso fazer algo para afastar a ameaça, evitando um colapso ou até a morte, podem surgir os pesadelos com afogamento, falta de ar, esforço para chegar à superfície e sufocamento. Isso faz a pessoa acordar e voltar a respirar normalmente.

Além de provocar fadiga, dor de cabeça, falha de memória, perda do desejo sexual, disfunção erétil e depressão, a apneia está associada à síndrome metabólica, um conjunto de fatores que eleva o risco de infarto, acidente vascular cerebral e diabetes. O sono interrompido reduz a produção dos hormônios que controlam o apetite, o que contribui para o ganho de peso e também explica o risco aumentado de doença cardiovascular.

O distúrbio atinge 26% da população, sendo mais comum em homens na meia-idade. Porém, 80% dos indivíduos afetados permanecem sem diagnóstico! Isso acontece porque a pessoa não dá a devida importância ao quadro ou porque a atenção médica foi insuficiente. Portanto, procurar um especialista é essencial: o tratamento faz a pessoa se sentir melhor durante o dia e reduz os riscos ao sistema cardiovascular.

Nem sempre quem sofre de apneia percebe que seu sono é interrompido, daí a importância do parceiro advertir para o problema. Outra observação está relacionada ao crescimento da circunferência do pescoço, que pode ter relação com a apneia.

Um estudo do *Sleep Research & Treatment Center*, da Penn State University College, confirma a urgência do tratamento: a apneia leve está relacionada a um risco aumentado em quatro vezes de desenvolver hipertensão e em três vezes de diabetes, em comparação com indivíduos sem o problema. Cresce também o risco de glaucoma, doença comumente assintomática no início, que causa perda progressiva da visão devido a danos ao nervo óptico. Segundo informe da Academia Americana de Oftalmologia, a apneia parece aumentar a pressão intraocular, causa principal dos danos a esse nervo.

Na apneia, ocorre o bloqueio da passagem do ar para a traqueia, a via respiratória cuja função é filtrar, umedecer e aquecer o ar para levá-lo aos pulmões. Esse bloqueio pode ser causado pela língua, amígdalas ou úvula (na parte posterior da garganta), por excesso de tecido gorduroso ou flacidez dos músculos na garganta. Fumo, abuso de álcool, especialmente antes de se deitar, e hábito de dormir de barriga para cima pioram o problema.

A exemplo do que ocorre na insônia, quem sofre de apneia obstrutiva fica sem o sono REM. Um estudo realizado na Austrália pela Swinburne University of Technology e publicado na revista científica *Neurology* sugere que essa ausência afeta a saúde mental. Uma maior incidência de despertar após o início do sono também foi associada ao aumento no risco de demência.

De tudo isso se depreende a importância do diagnóstico precoce. Controle do peso, mudança na alimentação e prática de atividade física regular fazem parte das medidas preventivas. Em casos moderados a graves, a opção indicada pela *American Academy of Sleep Medicine* é a máscara nasal chamada CPAP (sigla em inglês de pressão positiva contínua nas vias aéreas), utilizada durante o sono para aumentar o fluxo de ar e melhorar a respiração. De uso simples, a CPAP é considerada o padrão-ouro para o tratamento da apneia, e também pode ser usada em quadros leves. As máscaras mais modernas cabem na palma da mão, se tornaram menores e confortáveis sendo transformadas em dispositivos que se encaixam às narinas.

PERNAS INQUIETAS

Outro problema que afeta o sono (atinge de 1 a 2% da população) é a síndrome das pernas inquietas. De acordo com o

Instituto Nacional de Coração, Pulmões e Sangue dos Estados Unidos, algumas pessoas descrevem esse distúrbio como uma sensação de algo que se arrasta ou sobe pelas suas pernas, com formigamento e ardor. Ao se movimentar, se sentem melhor, mas não por muito tempo.

Na maioria das situações, não há uma causa conhecida para a síndrome, mas o excesso de cafeína e álcool e o hábito de fumar pioram o sintoma. Passar muito tempo sentado, uso de certos medicamentos, deficiência de ferro, problemas renais e neurológicos parecem desencadear o transtorno. Para o tratamento, recomenda-se bons hábitos de sono, atividade física regular, massagens, uso de meias de compressão e luz infravermelha com o intuito de melhorar a circulação nas pernas, além de medicamentos, a critério médico.

ATIVIDADE FÍSICA

Para dormir melhor, pratique uma atividade física aeróbica, de preferência pela manhã ou no fim da tarde (à noite, o exercício pode atrasar o sono, especialmente se você tem insônia). Faça os exercícios, pelo menos, três vezes por semana. Eles liberam substâncias benéficas, entre elas a endorfina e a serotonina. A endorfina, um analgésico natural, relaxa as tensões dos músculos, aliviando o estresse e a ansiedade. A serotonina ajuda a regular o sono ao controlar a temperatura corporal, que precisa baixar para que a pessoa comece a dormir bem.

O exercício noturno é contraindicado porque produz outras substâncias, entre elas a adrenalina, uma injeção de energia que demora cerca de três horas para deixar o organismo, e a pessoa não consegue se desligar. Atividades relaxantes, como ioga e alongamento, podem ser feitas até uma hora antes de dormir. A respiração praticada na ioga acalma a mente e o corpo e não tem contraindicação.

ALIMENTAÇÃO

Se você é uma daquelas pessoas que chega à casa com fome e, tarde da noite, pega o que houver na geladeira, cuidado! A comida pesada, além de trazer quilos a mais, custa a ser digerida e prejudica o sono. Mantenha uma dieta leve como rotina e preste especial atenção à hora do jantar: prefira consumir legumes, algumas hortaliças (alface, couve), algumas frutas (banana, uva, maracujá), soja, cereais integrais e leite. Carne vermelha, chocolate, castanhas, sorvetes, bebidas com cafeína e bebidas alcoólicas são contraindicados.

Os produtos naturais, como cereais integrais, são recomendáveis para o sono reparador.

ENTÃO, ANOTE!
- ✓ Para avaliar sua necessidade de sono, escolha um período de férias de mais de uma semana. Durante um dia normal, deite-se quando estiver cansado, nas condições habituais. Quando acordar, sem despertador,

confira quanto tempo dormiu. Ou utilize algum dispositivo sem fio que monitora atividades para um melhor controle do seu sono.

- ✓ A quantidade de sono depende de vários fatores, incluindo idade, estilo de vida e estado de saúde. Em geral, recém-nascidos precisam de 16 a 18 horas por dia; crianças em idade pré-escolar, 11 a 12 horas por dia; crianças em idade escolar, pelo menos, dez horas por dia; adolescentes, de nove a dez horas por dia e adultos, de sete a oito horas por dia.
- ✓ Estabeleça um horário para deitar e despertar, inclusive no fim de semana; faça a última refeição do dia, pelo menos, três horas antes de dormir; uma alimentação com carboidratos integrais à noite ajuda a relaxar, mas sem exagero; evite tomar medicamentos indutores do sono, o consumo de nicotina e de açúcares.
- ✓ Escolha colchão e travesseiros confortáveis; crie um ambiente agradável no quarto, com temperatura equilibrada e livre-se de aparelhos eletrônicos; se possível, instale cortinas escuras; minimize barulhos, incluindo de rádios despertadores; durma com roupas confortáveis.
- ✓ Evite o uso de bebidas com cafeína e álcool pelo menos três horas antes de dormir, assim como de bebidas diuréticas, como chás e refrigerantes.
- ✓ Um banho morno ajuda a relaxar antes de ir para a cama; faça exercícios respiratórios, que acalmam a mente; aprenda a meditar (há vários aplicativos que podem ajudar); acima de tudo, DESLIGUE-SE.

- ✓ Aumente sua exposição à luz solar, nos períodos recomendados pelos dermatologistas.
- ✓ Pratique atividade física regularmente, de preferência de manhã ou até o fim da tarde; evite exercícios vigorosos pelo menos uma hora e meia antes de dormir.
- ✓ Faça uma boa hidratação durante o dia, especialmente no fim da tarde; durante a noite, mantenha um copo ou uma garrafinha com água fria ao alcance das mãos.
- ✓ Apague o máximo de luzes do ambiente uma hora antes de ir para a cama, e também tablets, celulares e computadores.
- ✓ Se despertar de madrugada, evite acender as luzes principais do quarto. Prefira o uso de abajures.
- ✓ Não utilize medicamentos para induzir o sono; se faz uso de remédios, pergunte ao médico se eles podem ter algum efeito no seu sono; pare de fumar.
- ✓ Se tiver dificuldade para adormecer, não insista por mais de 30 minutos. Saia do quarto para outro ambiente, tome um banho, leia um livro ou uma revista, escute música calma.
- ✓ Escreva todas as suas preocupações. Assim transfere parte de suas aflições para o papel, aliviando os pensamentos para dormir melhor.
- ✓ Não use sua cama para fazer refeições ou trabalhar.

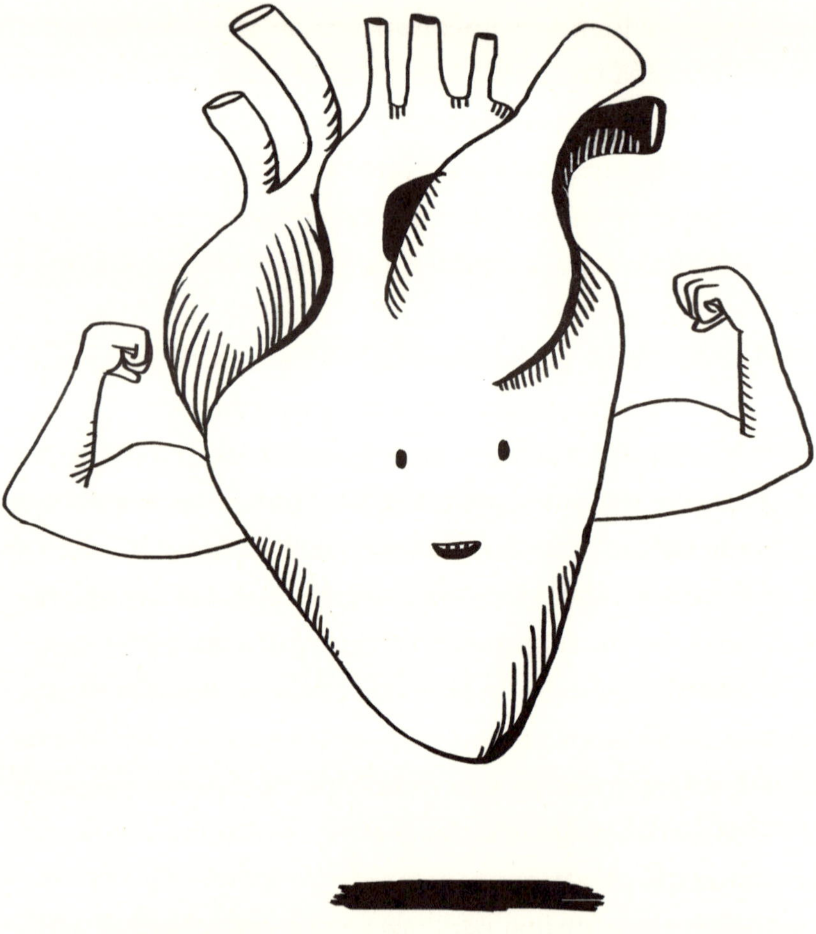

CAPÍTULO 6

O CORAÇÃO SAUDÁVEL

Quem não conhece alguém – amigo, colega ou parente – que tem algum problema cardíaco? A frase tornou-se quase um lugar-comum para qualificar as doenças cardiovasculares (DCV), que, infelizmente, constituem hoje a principal causa de mortes no mundo. Esta é a má notícia. A boa, é que a combinação entre a prevenção e o estilo de vida adequado é um antídoto eficaz contra as DCV, conjunto de males que são potencializados pela síndrome metabólica e pelo diabetes tipo 2.

Nosso corpo não funciona bem se não cuidarmos de sua boa manutenção. A adoção de novos padrões de comportamento faz toda a diferença e dificulta a recaída, caso você já tenha diagnóstico de doença cardíaca e se submeta a um tratamento farmacológico. Estudos das últimas décadas coincidem nas recomendações: alimentação balanceada, prática de exercícios aeróbicos moderados, gestão de técnicas de redução de estresse e ter um sono de qualidade podem regredir, em apenas um ano, a doença coronariana obstrutiva (DCO) – aquela em que as artérias coronárias, que conduzem nutrientes e oxigênio ao coração, são obstruídas por colesterol e gorduras nocivas, que podem causar o infarto do miocárdio.

As doenças cardiovasculares são democráticas, afetando a todos, ricos e pobres, gordos e magros, homens e mulheres. E têm origem em fatores conhecidos: hipertensão arterial, tabagismo, colesterol alto, diabetes, obesidade, estresse e história familiar. Os números preocupam. Em uma década – de 2004 a 2014 –, 3,5 milhões de mortes no Brasil foram causadas por DCV, o que corresponde a quase mil por dia, de acordo com a Sociedade Brasileira de Cardiologia (SBC). No Brasil, morre um brasileiro a cada minuto por doenças cardio e cerebrovasculares. A estimativa do Ministério da Saúde é de 300 mil infartos anuais, fatal em 30% dos casos, sem distinção de sexo: de cada dez mortes por doenças do coração no Brasil, quatro são de mulheres, de acordo com informes do Instituto de Ensino do Hospital do Coração.

Na pandemia por COVID-19, dados da Sociedade Brasileira de Cardiologia indicam que o número de mortes por acidente cardiovascular aumentou 33% de 16 de março a 16 de agosto de 2020, na comparação com o mesmo período do ano passado. Um dos fatores é que, no necessário isolamento social, uma grande parcela da população brasileira não cuidou adequadamente, devido a diferentes motivos, de sua saúde preventiva.

Segundo a Organização Mundial da Saúde (OMS), as doenças cardiovasculares causam por ano a morte de 17,5 milhões de adultos no mundo, sendo 8,5 milhões mulheres. Até 80% dessas mortes poderiam ser evitadas com as medidas preventivas mencionadas. Mas atenção: além de colesterol, pressão arterial, tabagismo e história familiar explicarem parte das doenças cardiovasculares, também está comprovada a importância de fatores psicológicos, emocionais, como depressão, ansiedade, solidão e estresse, para a instalação da doença. A paz interior, a vida plena de sentido e a sensação de pertencimento ajudam o coração a bater melhor.

Cerca de metade das mortes deve-se às doenças coronarianas (DCO). A outra metade está associada à hipertensão e aos acidentes vasculares cerebrais (mais conhecido como AVC, acidente vascular cerebral isquêmico, ou derrame cerebral hemorrágico), também causados por obstrução. Quando um vaso cerebral se rompe (AVC hemorrágico), a situação é especialmente grave. Um dos sintomas é a dor de cabeça muito forte, sem histórico de cefaleias anteriores importantes, e a perda de força ou paralisia súbita de um dos lados do corpo. A alteração da fala (a pessoa não consegue articular as palavras ou a boca não se mexe), as alterações visuais e a dormência no rosto, mãos e pernas também são sintomas. A partir de dados da USP, são registrados anualmente 400 mil casos de AVC no Brasil, com mais de 100 mil mortes. Entre os sobreviventes, menos de 50% conseguem retornar às suas rotinas.

Todos os fatores de risco para doenças cardiovasculares podem ser alterados por adoção de um estilo de vida adequado. Ataques cardíacos acometem também homens com menos de 35 anos e mulheres com menos de 40. Não raro, temos observado em nossos exames, doença cardíaca de um pai ou irmão abaixo dos 55 anos e mãe ou irmã abaixo dos 65 indica maior suscetibilidade genética. Neste caso, preste atenção redobrada aos fatores que podem, sim, ser alterados. Procure ter sob controle a pressão arterial, as taxas de colesterol e o peso corporal; mantenha a prática de atividade física regularmente e um sono de qualidade. O tempo dedicado a você não é "subtraído" de seus afazeres; ao contrário, adiciona um investimento seguro à sua vida, que vai lhe proporcionar longevidade com autonomia!

PRIMEIROS PASSOS PARA PROTEGER SEU CORAÇÃO

- Exercício regular (30 minutos diários ajudam, e você pode ir aumentando aos poucos).
- Manter uma alimentação equilibrada, reduzindo o açúcar, o sal, as farinhas brancas e a gordura. O consumo de carboidratos (presente nas leguminosas e frutas) deve ser mantido, pois o corpo precisa deles.
- Não fumar.
- Ter um sono de qualidade.
- Limitar a quantidade de álcool no cotidiano.
- Realizar seu *check-up* médico anualmente.
- Se tiver diabetes, monitorar os níveis de açúcar no sangue.
- Se apresentar diagnóstico de hipertensão e colesterol alto, redobrar a atenção e seguir o tratamento prescrito.

HIPERTENSÃO ARTERIAL

Entre as doenças que agridem o coração e o cérebro, a hipertensão arterial, ou pressão alta, assintomática na maioria dos casos, é um importante fator de risco para o infarto e o derrame. E o perigo está escondido em muitos lugares. Se você é uma daquelas pessoas que consome batatas fritas com regularidade, lembre-se de que elas podem ser deliciosas, mas não são saudáveis! Sal, amido, dextrose, estabilizante, óleo vegetal e fritura integram a composição do produto, uma bomba de efeito nocivo à saúde cardíaca.

Em nossos levantamentos – ao longo de 31 anos (1990 a 2021), com base em 200 mil *check-ups* –, 22% dos homens e 20% das mulheres (a maioria em cargo executivo) tinham hipertensão. Os dados são similares aos do Ministério da Saúde, que informa que, pelo menos, 25% dos brasileiros (e 50% dos idosos) são hipertensos. A doença também atinge crianças e adolescentes (cerca de 5%), devido ao sedentarismo e à alimentação rica em sódio.

Quando o problema se manifesta – com dores no peito e de cabeça, tonturas, zumbido no ouvido, fraqueza, visão embaçada e sangramento nasal – é sinal de que se agravou. A única forma de detecção é a consulta médica periódica para aferição da pressão. A hipertensão se caracteriza por taxas superiores a 130 X 89 mmHg, e os dois valores não devem superar essa marca.

Uma vez detectada a doença, é importante tratá-la de imediato! Sem controle, a hipertensão pode levar diretamente à arteriosclerose, ao mau funcionamento dos rins, às complicações na gravidez, às agressões à retina e ao acidente vascular cerebral. Quando o AVC é hemorrágico (10-15% de todos os acidentes vasculares cerebrais), há maior risco de sequelas.

A aferição informa a pressão arterial sistólica (ou máxima, o primeiro valor) e a diastólica (o segundo valor). A sistólica marca a força feita pelo músculo cardíaco ao bombear sangue para o corpo, passando pelas artérias. A pressão diastólica é a do coração em repouso, com as artérias abertas para a passagem do sangue. A pressão arterial normalmente diminui enquanto dormimos e aumenta com o esforço físico. Quem pratica atividade física regular tende a ter uma pulsação baixa em descanso, pois os músculos do coração estão em boa forma. Com a idade, a pressão sistólica pode subir ligeiramente, o que também merece atenção.

Os níveis adequados de pressão arterial (média mundial) são 120/70 mmHg (milímetros de mercúrio). O ideal é que os dois valores não superem esses níveis. As últimas diretrizes da *European Society of Cardiology* (*ESC*) e *European Society of Hypertension* (*ESH*) classificam os indivíduos com sistólica e diastólica de 130 a 139 x 85 a 89 mmHg, respectivamente, como tendo pressão "elevada", e já necessitam de algum cuidado médico. A melhor prevenção é praticar atividade física regular, reduzir o sódio na alimentação e dormir bem. De acordo com o *Guia Alimentar para a População Brasileira*, do Ministério da Saúde, a recomendação de sal para uma pessoa não deve ultrapassar 5 g por dia – uma colher de chá de sal e 1,7 g de sódio. Mas no Brasil, cada indivíduo consome, em média, 12 g diárias de sal por dia, ou seja, mais do que o dobro da recomendação máxima. A redução na ingestão de sal reduz até a metade a necessidade de medicação, diminuindo também o risco de morte.

O mesmo guia alimentar recomenda uma alimentação rica em verduras, legumes, frutas e grãos, e evitar produtos embutidos, processados e ultraprocessados e carne vermelha em excesso. Na lista dos ultraprocessados, incluem-se pães produzidos em série, batatas fritas e petiscos em pacotes, barras de chocolate, refrigerantes, bebidas industrializadas, empanados, massas ultraprocessadas e sopas instantâneas. Para aumentar o sabor e estender a validade dos ultraprocessados, as quantidades de sal, açúcar e gordura são muito maiores do que as recomendadas.

Para confirmar o diagnóstico de hipertensão, o médico também pode solicitar exames como o M.A.P.A. (monitorização ambulatorial da pressão arterial), por 24 horas. Se houver necessidade de medicamentos, eles serão indicados conforme cada caso, pois há diferentes classes de fármacos no mercado.

ESTRESSE AUMENTA RISCO

O cérebro "acende um alarme" para enfrentar o estresse, o que é positivo para a sobrevivência. Se ele é crônico, contudo, os efeitos maléficos não demoram a aparecer, pois o corpo libera, em níveis maiores do que os ideais, os hormônios adrenalina e cortisol que aumentam os batimentos cardíacos e elevam a pressão. Quantas vezes não reagimos com uma frase do tipo "vi tudo nublado" ou "o sangue me subiu à cabeça" para relatar um episódio perturbador? Em tese, deveríamos voltar ao estado normal uma vez superado o problema, mas não é isso o que acontece no dia a dia, em que as preocupações podem tornar o organismo uma panela de pressão pronta para explodir.

Um mesmo episódio, ou o mesmo estresse permanente, produz alterações diferentes em cada indivíduo. Uma tarefa e um projeto podem ser motivo de realização ou de esgotamento, deixando o organismo pronto para "explodir", conforme a perspectiva. Temos clientes, homens e mulheres executivos com altas metas a cumprir e dificuldade de delegar funções, que declaram ter ido a dezenas de jantares de negócios nos últimos meses, obrigando-se a cumprir agendas sociais exaustivas.

O estresse crônico é uma importante causa de aumento do número de doença coronariana. As pesquisas relacionando os problemas cardiovasculares ao alto nível de estresse, à raiva, ao comportamento ríspido e à obsessão-compulsão remontam à década de 1960, quando os cardiologistas americanos Meyer Friedman e Ray Rosenman citaram pela primeira vez o paciente estressado e hostil como mais propenso ao desenvolvimento de doença coronariana.

Esse tipo de personalidade, que também pode ser altamente competitiva, aciona, mesmo em situações banais, o sistema nervoso simpático, responsável pelas reações rápidas do corpo em situações de ameaça, tensão e perigo! Manifestações repetidas decorrentes do estresse estão associadas ao desenvolvimento das placas nas artérias. Isso porque o cortisol facilita o desenvolvimento de trombos; e a adrenalina contrai os vasos.

Caso sinta dor no peito após um episódio assim, não ignore o alerta. Procure um médico ou uma emergência para avaliação. E a mesma recomendação é feita em caso de dificuldade para respirar, suor, tonteira, náusea ou dor se irradiando para os membros superiores, coluna cervical, mandíbula e abdômen.

Manifestar suas emoções pode ser um alívio momentâneo, mas em geral prejudica a vida social, familiar e as relações de trabalho, o que gera mais estresse. Uma estratégia mais efetiva inclui descontrair, controlar a respiração e evitar situações que produzem estresse, ou administrá-lo quando ocorre. Também é importante gerenciar a ansiedade, que pode agravar o quadro. Em um estudo com 50 mil homens suecos de 18 a 20 anos, os que apresentaram altos níveis de ansiedade tiveram maior risco de desenvolver doença coronariana em três décadas. Quanto mais intensa a ansiedade, pior. Cardiologistas da Cleveland Clinic descrevem uma meta-análise (uma técnica estatística) que incorporou 250 mil pessoas avaliadas em 20 estudos, verificando a correlação entre ansiedade e desenvolvimento da doença coronariana. No trabalho, o alto nível de estresse é mais observado entre indivíduos com funções de grande responsabilidade e demanda. Em um estudo com seis mil funcionários públicos britânicos do sexo masculino, durante nove anos, os que se sentiam sobrecarregados no ambiente apresentaram quase o dobro do risco de doenças cardíacas que os outros.

Gerenciar o estresse é possível, mesmo em um ambiente urbano em que as pessoas vivem com pressa e com grandes demandas laborais e que impactam o seu estado emocional. Procure caminhar, sente-se em um quiosque na praia, relaxe, converse com um amigo; faça uma pausa dentro de uma livraria ou de um centro cultural. Reserve tempo para uma gostosa refeição em um bom restaurante; vá ao teatro e a shows musicais. Tenha uma vida social mais leve. Largue as notícias no celular e nas redes; deixe a mente repousar.

CUIDADO COM A SÍNDROME METABÓLICA

Pressão alta, excesso de peso, insônia, sedentarismo, níveis elevados de gordura e açúcar no sangue: isoladamente, são alterações que fazem um estrago na saúde. Pior ainda quando estão associadas, caracterizando a um mal chamado de síndrome metabólica. Consequência da má alimentação e da vida sedentária, a síndrome aumenta o risco de doenças cardiovasculares (infarto e derrame), diabetes e até insuficiência renal, mas pode ser evitada com a reeducação alimentar, a prática regular de exercícios, sono de qualidade e a gestão do estresse crônico.

A síndrome tem relação direta com a resistência ao hormônio insulina, que, por sua vez, é um efeito do excesso de peso e do acúmulo de gordura visceral, aquela que se concentra no abdômen. A definição leva em conta alguns índices. Você tem a síndrome se apresentar três ou mais dos seguintes critérios:
- medida de cintura igual ou acima de 94 cm em homens e igual ou acima de 80 cm em mulheres;
- colesterol total acima de 180 mg/dl. O HDL-colesterol (a fração boa) menor ou igual a 40 mg/dl em homens ou menor ou igual a 50 mg/dl em mulheres. O LDL-

-colesterol (a fração ruim) acima de 100 mg/dl (alguns autores falam em 70 mg/dl);
- triglicerídeos acima de 150 mg/dl (miligramas por decilitro);
- pressão maior que 130 X 80;
- glicemia de jejum maior que 100 mg/dl.

Uma pergunta comum é por que a circunferência abdominal é um critério para diagnosticar a síndrome? As células que se acumulam no abdome são mais ativas e perigosas, do ponto de vista metabólico, que as de outras partes do corpo, provocando resistência à insulina e produzindo substâncias que aumentam a inflamação. Parte vital das defesas do sistema imunológico, a inflamação também costuma ser "fogo amigo", ao deslanchar e manter o processo de acúmulo de placas de gordura nas artérias (ateroma) e a consequente formação dos trombos que as entopem.

Nas pessoas com síndrome metabólica, os níveis de açúcar no sangue mantêm-se elevados depois da refeição. A partir daí, acontece uma reação em cadeia prejudicial ao organismo. O pâncreas, "sentindo" que os níveis ainda estão altos, continua a bombear insulina para as células. Quando essas taxas altas de insulina e açúcar são constantes, cresce o risco de dano às paredes arteriais e os trombos se formam com mais facilidade. O trabalho incessante do pâncreas pode provocar sua exaustão, e ele deixa de fornecer a insulina necessária ao organismo. No tocante aos rins, as alterações podem reduzir sua capacidade de remover o sódio, o que contribui para a hipertensão.

Dependendo da avaliação, o médico pode ajudar você a reduzir os riscos com medicamentos para controle da pressão, redução do colesterol e perda de peso (manter o peso adequado reduz seu risco cardíaco em até 45%). Há diferentes classes de fármacos, e a prescrição depende do quadro clínico de cada paciente. Entretanto, lembre-se de que o melhor remédio para o seu corpo são as mudanças no estilo de vida.

INFARTO DO MIOCÁRDIO E OBSTRUÇÃO CORONARIANA

Pelo menos metade dos nossos clientes tem uma taxa baixa do colesterol bom (o HDL, sigla em inglês de proteína de alta densidade; a fração ruim é o LDL, de baixa densidade, conhecido como mau colesterol), que transporta a carga gordurosa do LDL para que o fígado a recicle ou elimine. O HDL é uma substância complexa, com diferentes partículas. Algumas funcionam como vigias das artérias, evitando a circulação do mau colesterol, e outras reduzem a inflamação nas paredes internas das artérias, estimulando a produção de óxido nítrico (molécula que ajuda as paredes a relaxarem) e impedindo a formação das placas.

As placas obstruem as artérias da mesma forma que a ferrugem entope os canos de uma construção. É um processo gradual, em que o risco de ataque cardíaco ou isquemia cerebral vai crescendo dia a dia. O oxigênio e outros nutrientes deixam de ser levados pela corrente sanguínea até o músculo cardíaco (miocárdio, cuja função é bombear o sangue), que fica frágil.

Um sintoma inicial do entupimento é a dor no peito (angina), porém, ela nem sempre se manifesta. Cuidado, então: dores abdominais e nas costas, problemas digestivos (náuseas, vômitos), palpitações por arritmias e dificuldade de respirar são sinais de alerta para o infarto. Às vezes, o infarto é diagnosticado em uma consulta ou um eletrocardiograma de rotina, meses ou anos depois, já tendo deixado sequelas no coração.

Ter um estilo de vida saudável é fundamental para equilibrar o colesterol, com medidas para elevar as taxas do bom e baixar as taxas do mau. Um exame que você fez há dois anos pode não refletir o estado atual de suas artérias, sobretudo se você leva uma vida sedentária e com dieta inadequada. Entre as pessoas que sobrevivem a um primeiro ataque cardíaco, 18% dos homens e 35% das mulheres podem sofrer outro episódio em um período de até seis anos, o que indica a necessidade de medidas preventivas.

Ao primeiro sinal de infarto, é necessário buscar urgentemente socorro médico. Enquanto não se consegue auxílio, o ideal é deixar a pessoa em repouso e, se possível, deitada ou sentada em posição confortável. Também se pode oferecer ao infartado um comprimido de ácido acetilsalicílico (como aspirina) de 100 a 200 mg, caso o paciente não tenha alergia ao produto. O medicamento ajuda a dissolver possíveis trombos. É importante chegar ao hospital tão logo quanto possível do início dos sintomas. O tratamento imediato reduz a área de lesão do infarto e facilita a desobstrução das artérias por drogas trombolíticas ou angioplastia. A cirurgia de revascularização miocárdica (por exemplo, o implante de ponte de safena) é indicada quando a angioplastia é inviável.

A perda de elasticidade da parede arterial é outra consequência da aterosclerose. O aumento da pressão sanguínea eleva o risco de rompimento da parede e de hemorragia. No cérebro, isso pode se traduzir em acidente vascular hemorrágico, o derrame. Outra alteração é a fragmentação das placas de gorduras, que pode causar embolia.

O EQUILÍBRIO DO COLESTEROL

O colesterol está naturalmente presente no corpo, desempenhando funções importantes, como a síntese de hormônios e composição das paredes celulares. Ele é o principal componente das membranas celulares e de outras estruturas, sendo usado para produzir corticosteroides e hormônios, incluindo a testosterona e o estrogênio, além de ser importante precursor da vitamina D. Só 25% do colesterol vêm da alimentação, com o corpo produzindo os outros 75%.

O **colesterol total** é a soma dos tipos de colesterol que circulam no sangue. Baixar o colesterol total em 10% pode diminuir o risco de ataque cardíaco de 20 a 30%. Como não é dissolvido pelo sangue, o colesterol se liga a transportadores específicos, chamados de lipoproteínas (lipídeos + proteínas), para ser transportado até outros órgãos. O problema não é sua presença no sangue – a questão é a quantidade, especialmente a do mau colesterol, o LDL. Quanto mais elevado for o LDL, maior é a produção das placas que se acumulam nas paredes das artérias que levam o sangue para o cérebro e o coração.

Veja, no quadro a seguir, como circula o colesterol

O CAMINHO DO COLESTEROL NO CORPO

❶ Alimentação
Conteúdo de gorduras, carboidratos e proteínas.

❷ Digestão
Os intestinos fragmentam os nutrientes. As gorduras são transformadas em moléculas de triglicerídeos, às quais são adicionadas pequenas quantidades de colesterol, por sua vez transformadas em quilomícrons. E que levam os carboidratos e as proteínas até o fígado para processamento.

Partículas
Os quilomícrons e o colesterol VLDL passam pela corrente sanguínea, e às vezes se grudam às artérias ou aos tecidos gordurosos, que levam seus triglicerídeos às células. As partículas restantes circulam pelo sangue.

❸ Fígado
No fígado, alguns carboidratos e proteínas são transformados em moléculas de triglicerídeos, e depois juntadas com o colesterol e as apolipoproteínas (uma proteína que liga lipídeos e é um marcador de risco coronariano). A combinação resulta em partículas de VLDL, que o fígado envia para a corrente sanguínea. Essas partículas também atuam na formação de placas que entopem as artérias.

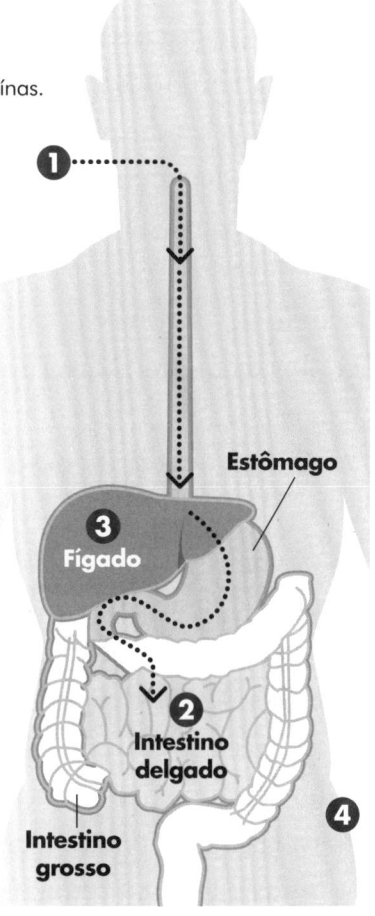

❹ Estoque de energia
Algumas das gorduras dessas partículas não são usadas de imediato pelas células, mas são estocadas no seu interior para uso posterior.

Fonte – "Managing your cholesterol – A Harvard Medical School Special Health Report."

MUDANDO SEU ESTILO DE VIDA

Foi em 1966 que uma notícia deslanchou nos Estados Unidos e depois no resto do mundo, uma guerra ao colesterol na alimentação. Houve a divulgação de um estudo abrangente, o *Framingham Heart Study*, que acompanhava havia dezoito anos mais de cinco mil homens e mulheres de uma cidade do estado de Massachusetts. O estudo mostrou que os indivíduos cujo colesterol total era superior a 240 mg/dL tinham maior risco de desenvolver doença cardíaca do que os outros, comparados os mesmos fatores (entre eles, idade, sexo, exercício e tabagismo).

Hoje, depois de pesquisas em vários países, ovos e laticínios, considerados vilões durante muitos anos, estão liberados, desde que as quantidades sejam razoáveis. Cresceu a oferta de queijos não gordurosos nas prateleiras dos supermercados. O consenso entre os cientistas é de que os riscos cardiovasculares devem-se principalmente à gordura saturada. A ênfase passou a ser "a favor" ao invés de "contra": a melhor medida pró-coração saudável é rechear o cardápio de frutas, verduras, peixes e cereais integrais. Os alimentos ricos em fibras ajudam a reduzir o colesterol natural ao dificultar a sua absorção.

No Brasil, a oferta de frutas e verduras o ano inteiro facilita a dieta. A satisfação derivada de uma refeição colorida, com temperos variados no lugar do sal, reduz a compulsão por alimentos gordurosos e açucarados. A melhor relação custo-benefício no tratamento de colesterol alto é o binômio alimentação saudável e atividade física diária. Ao longo do tempo, pequenas mudanças no estilo de vida podem fazer uma grande diferença. "Mas eu já tomo remédios para baixar o colesterol" – essa é uma desculpa que você deve riscar do vocabulário. Medicamentos são necessários, mas não contam toda a história. Junto com eles (caso indicados pelo médico), tome atitudes:

- Use as escadas em vez do elevador sempre que possível;
- Estacione o carro longe do seu destino;
- Evite os petiscos, salgados ou doces, e não passe perto desses produtos no supermercado;
- Elimine bebidas que contenham açúcar;
- Faça atividade física: caminhadas curtas, exercícios com *personal trainer* em academia, natação;
- Tenha um sono reparador para repor suas energias;
- Preste atenção aos alimentos que consome.

Alimentos bons: ricos em fibras, como frutas, verduras e legumes, alimentos integrais, aveia, amaranto, quinoa e chia; ricos em ômega 3, linhaça e peixes como sardinha, atum e salmão; azeite de oliva extravirgem, óleo de coco; tubérculos, como inhame, mandioquinha e batata-doce.

Alimentos contraindicados: bacon, carnes gordurosas, queijos amarelos, lagosta, sorvetes cremosos, biscoitos recheados, pele de frango, açucarados, farináceos, excesso de sal. O abuso de álcool é um dos piores inimigos do coração.

AS TAXAS IDEAIS DE COLESTEROL E TRIGLICERÍDEOS

Embora atualmente não haja diretrizes rígidas para baixar o colesterol e os triglicerídeos a números fixos, você pode calcular se está na margem alta das taxas.

COLESTEROL TOTAL	CATEGORIA
Menos de 200 mg/dL	Desejável
200 a 239 mg/dL	Borderline alto
240 mg/dL ou mais	Alto

COLESTEROL LDL	CATEGORIA
Menos de 100 mg/dL	Ótimo
100 a 129 mg/dL	Quase ótimo
130 a 159 mg/dL	Borderline alto
160 a 189 mg/dL	Alto
190 mg/dL ou mais	Muito alto

COLESTEROL HDL	CATEGORIA
Menos de 40 mg/dL	Baixo (representando risco)
60 mg/dL ou mais	Alto (proteção ao coração)

TRIGLICERÍDEOS	CATEGORIA
Menos de 150 mg/dL	Normal
150 a 199 mg/dL	Borderline alto
200 a 499 mg/dL	Alto
500 mg/dL ou mais	Muito alto

Fonte: Programa Nacional de Educação do Colesterol (EUA).

COMO O COLESTEROL ENTOPE AS ARTÉRIAS

O percurso do colesterol no sangue até provocar o ataque cardíaco não resulta apenas do acúmulo de placas de gordura nas artérias coronárias que suprem de sangue o coração. As placas crescem de maneira lenta e permanente devido à inflamação, estimulada pelos danos à parede da artéria, e podem romper de repente, causando o ataque. As etapas desse processo são as seguintes:

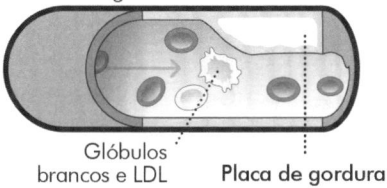

Vaso sanguíneo

Glóbulos brancos e LDL   Placa de gordura   Capa fibrosa

FASE 1
Crescimento da placa dentro da artéria
Partículas do mau colesterol, que ficam oxidadas, se instalam na parede da artéria, dando início a uma série de eventos nocivos. Qualquer agressão a essa parede (causada por hipertensão, tabaco ou diabetes, entre outras) acelera o processo de oxidação. Os monócitos engolem o mau colesterol na parede da artéria, crescem e se transformam em células espumosas, ou macrófagos.

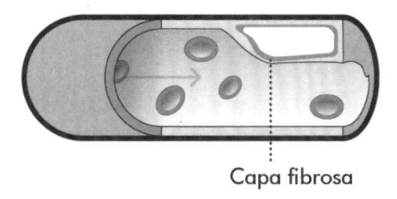

FASE 2
Capa fibrosa
As células espumosas, que contêm gotículas de gordura, formam uma capa fibrosa sobre a placa. Algumas placas maiores ficam contidas principalmente no interior da parede da artéria, enquanto outras se disseminam para a artéria, limitando assim o fluxo de sangue e a passagem do oxigênio para a área do coração sobre a qual atua aquela artéria.

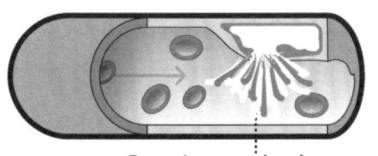

Rompimento da placa   Trombo

FASE 3
Ruptura da placa
Aproximadamente três entre quatro ataques cardíacos ocorrem devido ao rompimento da placa. Mas as placas maiores não são necessariamente as mais perigosas, pois são frequentemente cobertas por capas fibrosas e grossas que resistem ao rompimento. As placas menores nem sempre produzem sintomas durante os exames cardíacos porque seu tamanho reduzido não as deixa interromper o fluxo sanguíneo.

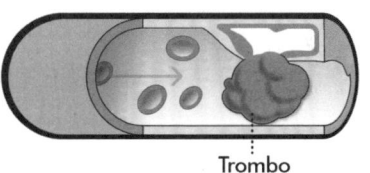

FASE 4
O trombo bloqueia a artéria
Depois do rompimento da placa, espalha-se na corrente sanguínea uma proteína que atrai plaquetas e produz coágulos. Os coágulos de sangue que se fixam dentro da artéria do coração são chamados de trombos. Os trombos completam o bloqueio e impedem o sangue de alcançar as células cardíacas. Sem sangue e sem oxigênio, o músculo cardíaco começa a morrer. O processo de ruptura da placa e formação do trombo pode acontecer em minutos.

Fonte: "Managing your cholesterol – A Harvard Medical School Special Health Report."

ESTILO DE VIDA SAUDÁVEL
MESMO COM A DOENÇA

A comprovação de que alterações permanentes para melhorar o estilo de vida levam à regressão da doença coronariana após um ano, sem uso de drogas que baixam as taxas de colesterol, é um alento para os profissionais que defendem a prevenção também para quem já é paciente cardíaco. Evitar a recorrência é importante. A revolução no comportamento é um fato indissociável da melhoria da qualidade de vida. O conhecido estudo *Lifestyle Heart Trial* apontou o seguinte: o grupo experimental de participantes com doença coronariana de moderada a grave que fez e manteve alterações consistentes de estilo de vida teve reduções de 37,2% do colesterol LDL e de 91% de episódios de angina. Os aspectos positivos se mantiveram após cinco anos.

Em contraste, os pacientes da pesquisa submetidos ao tratamento habitual da doença que fizeram mudanças mais moderadas no estilo de vida reduziram as taxas de colesterol LDL em apenas 6% e tiveram um aumento de 165% na frequência de episódios de angina. Enquanto no primeiro grupo o estreitamento das artérias diminuiu, no segundo, houve aumento.

Os pacientes melhoraram graças às seguintes mudanças: alimentação rica em vegetais, exercícios aeróbicos moderados, gestão para controle do estresse, abandono do cigarro e apoio de grupo psicológico. Também foram solicitados a evitar doces e a privilegiar a ingestão de carboidratos complexos e alimentos integrais.

No início do estudo, acreditava-se que os pacientes com doença menos grave e mais jovens seriam os principais beneficiados pelas alterações. Não foi o que aconteceu: o principal determinante para a mudança no diâmetro da estenose (estreitamento patológico arterial) não foi a idade nem a gravidade da doença, mas a adesão às recomendações de mudanças na alimentação e no estilo de vida.

As tabelas a seguir indicam seu risco cardiovascular. Some os pontos e confira se está cuidando bem do seu coração.

CONFIRA SE O SEU CORAÇÃO ESTÁ SOB CONTROLE

As tabelas a seguir indicam seu risco cardiovascular. Some os pontos e confira se está cuidando bem do seu coração.

A PRESSÃO ARTERIAL mm/Hg

	TRATADA		NÃO TRATADA	
	H	M	H	M
Abaixo de 12	0	1	0	3
12 a 12,9	1	2	0	0
13 a 13,9	2	3	1	1
14 a 14,9	2	5	1	2
15 a 15,9	2	6	1	4
Acima de 15,9	3	7	2	5

B DIABETES

	H	M
Não	0	0
Sim	2	4

C HDL

	H	M
Acima de 59	-1	-2
59 - 50	0	-1
49 - 40	1	0
Abaixo de 40	2	1
Abaixo de 35	-	2

D IDADE			E COLESTEROL TOTAL								
	H	M	<160	160-199		200-239		240-279		Acima de 279	
			H/M	H	M	H	M	H	M	H	M
Até 34 anos	-9	0	0	4	1	7	3	9	4	11	5
35 - 39	-4	2	0	4	1	7	3	9	4	11	5
40 - 44	0	4	0	3	1	5	3	6	4	8	5
45 - 49	3	5	0	3	1	5	3	6	4	8	5
50 - 54	6	7	0	2	1	3	3	4	4	5	5
55 - 59	8	8	0	2	1	3	3	4	4	5	5
60 - 64	10	9	0	1	1	1	3	2	4	3	5
65 - 69	11	10	0	1	1	1	3	2	4	3	5
70 - 74	12	11	0	0	1	0	3	1	4	1	5
75 ou mais	13	12	0	0	1	0	3	1	4	1	5

Fonte: Cartilha Med-Rio.

F TABAGISMO			
	Não	Sim	
	H/M	H	M
Até 34 anos	0	8	3
35 - 39	0	8	3
40 - 44	0	5	3
45 - 49	0	5	3
50 - 54	0	3	3
55 - 59	0	3	3
60 - 64	0	1	3
65 - 69	0	1	3
70 - 74	0	1	3
75 ou mais	0	1	3

Agora some os pontos	H	M
A PRESSÃO ARTERIAL		
B DIABETES		
C HDL		
D IDADE		
E COLESTEROL TOTAL		
F TABAGISMO		
TOTAL HOMENS		
TOTAL MULHERES		

O CORAÇÃO SAUDÁVEL

CONFIRA ABAIXO SEU RISCO CARDÍACO

HOMEM	MULHER	
15 pontos ou mais	13 pontos ou mais	**Risco alto** de sofrer um problema no coração ou ter um derrame nos próximos 10 anos.
De 12 a 14 pontos	De 9 a 12 pontos	**Risco moderado** de sofrer um problema no coração ou ter um derrame nos próximos 10 anos.
Até 11 pontos	Até 8 pontos	**Risco baixo** de sofrer um problema no coração ou ter um derrame nos próximos 10 anos.

COMO CUIDAR DO CORAÇÃO SE O SEU RISCO FOR...

↑ ALTO
Você precisa baixar o colesterol em 50%. Se for diabético ou tiver mais de 65 anos, inicie uma atividade física ou reavalie o que faz. Se for fumante, pare de fumar.

↕ MODERADO
O seu colesterol precisa diminuir de 30% a 40%. Comece ou intensifique uma atividade física regular. Se for fumante, já é hora de parar.

↓ BAIXO
Faça um levantamento de seus hábitos alimentares e físicos. Se eles não forem saudáveis, adote uma dieta equilibrada e pratique alguma atividade física regularmente. O cigarro? Abandone esse vício.

Fonte: "Cartilha Coração Saudável da Med-Rio."

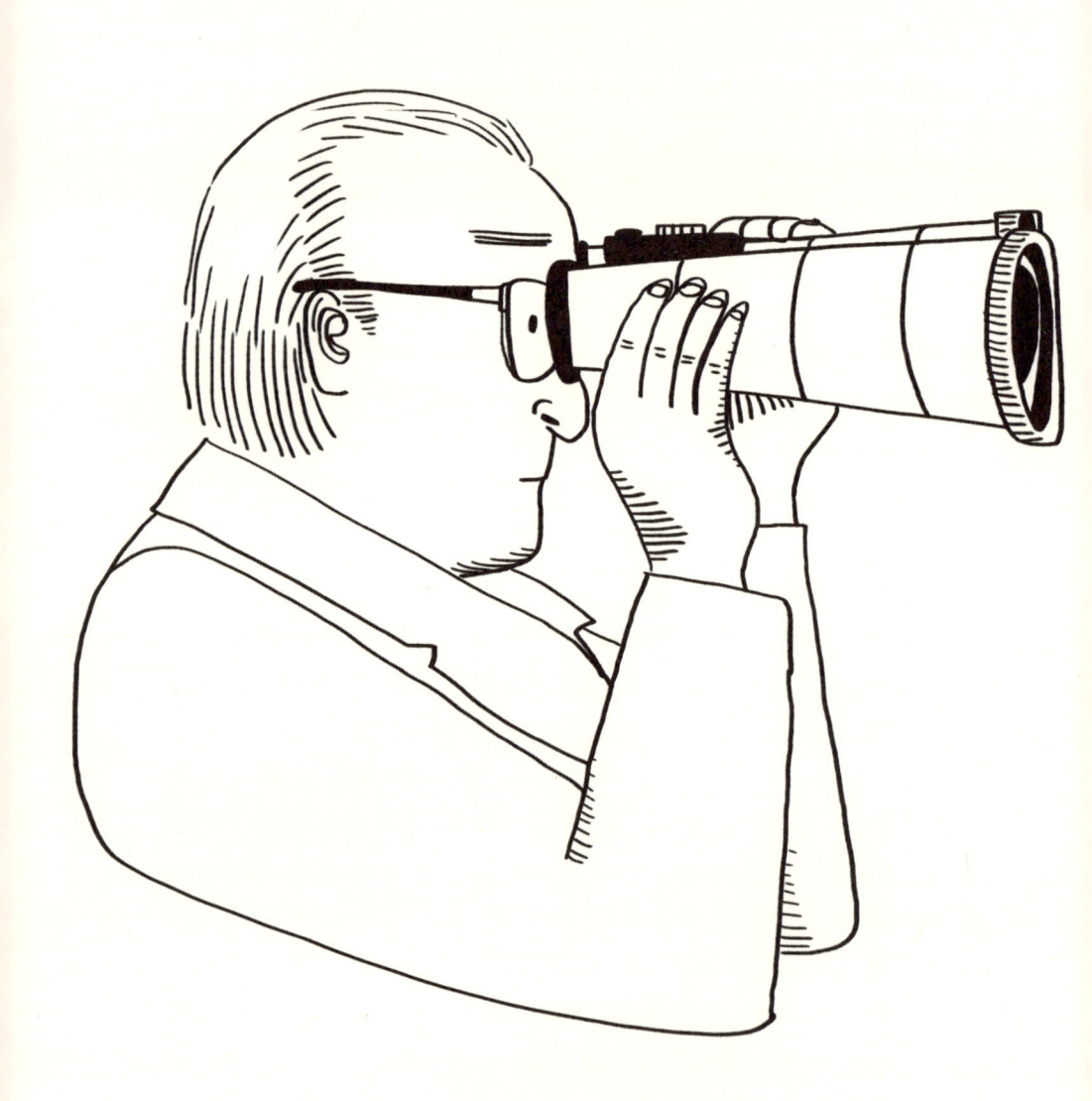

CAPÍTULO 7

DIAGNÓSTICO PRECOCE: O FUTURO JÁ CHEGOU

Às vésperas da terceira década do século XXI, a prevenção é a medicina do futuro. Cuidar-se é um ato de autoestima que integra o presente de milhões de homens e mulheres mundo afora, um verbo que enriquece a qualidade de vida de quem o conjuga. É óbvio que existem situações incontornáveis, ou inesperadas, porém nossa experiência comprova que quem decide zelar pela saúde, em qualquer idade, assume o controle de sua própria história. Foi o caso de Ana M., 38 anos, engenheira de uma empresa petrolífera no Rio, que nos procurou devido à persistência de um estado geral de cansaço, com reflexos em sua vida profissional e pessoal. Ela chegou a imaginar que estava com depressão, tamanho era seu desânimo em alguns momentos, até ser diagnosticada com um problema na tireoide, similar ao que acometera a avó materna alguns anos antes.

A prevenção deve incluir desde a mudança de hábitos nocivos à saúde até a busca de um diagnóstico, com realização de exames para detectar precocemente doenças, como as do coração, da tireoide, do estômago e do intestino, as metabólicas, a depressão, o câncer, entre outras, que podem ser curadas e tratadas se forem diagnosticadas precocemente. Cerca de 90% de todos os cânceres têm cura, desde que recebam o diagnóstico a tempo de serem tratados. Mudar de hábitos é difícil, daí a relevância do *check-up* médico periódico, com aconselhamento individualizado. Cabe ao profissional definir de forma abrangente o perfil de quem procura tratamento, tanto para controlar doenças já instaladas como para desenhar um programa de prevenção que considere múltiplos fatores de risco, físicos e psíquicos. Temos ressaltado, ao longo deste livro, que o estresse, produzido por situações familiares, profissionais e sociais, é um desses fatores. Identificar os bons e os maus hábitos (alimentares, de higiene, de relacionamento familiar e profissional, até mesmo de pensamentos) é o primeiro passo.

Como alterar comportamentos que se repetem há anos? Nada acontece num passe de mágica. Se você decidiu ter uma alimentação saudável, por exemplo, durante algum tempo será um ato consciente escolher alimentos que possuem mais fibras ou proteínas. Só depois que o novo hábito for consolidado é que a boa alimentação passará a ser uma cultura desenvolvida. Portanto, persistir é essencial. Não desista! O consumo abusivo de álcool – que leva a problemas gravíssimos, entre eles distúrbios neuropsiquiátricos – é outro exemplo de hábito que se combina com doenças e só se modifica com esforço, apoio psicológico e familiar e tratamento adequado, inclusive medicamentoso. Na pandemia da Covid-19, esse problema se agravou, segundo dados da Associação Brasileira de Estudos do Álcool e outras Drogas. A ABEAD constatou um **crescimento de 38% nas vendas** de bebidas alcoólicas nas distribuidoras desde o início do isolamento social. Nos mercados, o aumento nas vendas foi de 27%. E de acordo com levantamento da Fundação Oswaldo Cruz (Fiocruz), **18% dos brasileiros aumentaram o consumo** de álcool nesse período. O índice foi ainda maior (26%) na faixa etária de 30 a 39 anos. A pesquisa foi realizada com 44.062 pessoas em todo o Brasil, entre os dias 24 de abril e 8 de maio de 2020.

A cultura da prevenção não se beneficia, jamais, da automedicação. Pelo contrário. Atualmente, por exemplo, muita gente toma antiácidos constantemente, por indicação dos balconistas das farmácias, devido a queixas como "queimação no estômago" ou estômago "estufado". Isso acontece sem que se leve em conta que o uso de produtos sem receita pode mascarar diagnósticos importantes, pois o alívio provisório de sintomas retarda a busca de um tratamento eficaz. Observamos esta situação em indivíduos que se automedicam com indutores do sono, antibióticos, ansiolíticos e até antidepressivos.

DOENÇAS CRÔNICAS: SE NA PANDEMIA O VÍRUS FOI O FÓSFORO, ELAS SÃO O COMBUSTÍVEL

As doenças crônicas não transmissíveis são responsáveis por mais de 72% das causas de mortes no Brasil, de acordo com o

Ministério da Saúde. A hipertensão arterial, o diabetes, a obesidade e o câncer são algumas das mais comuns. Elas podem provocar complicações sérias, como doenças cardiovasculares ou renais. Sedentarismo, má alimentação, hipertensão, tabagismo, estresse, obesidade, diabetes, sono de má qualidade e colesterol alto são algumas das condições que maltratam nosso coração, o qual perde aos poucos sua capacidade de funcionar corretamente e acaba aumentando de tamanho para compensar a necessidade de maior esforço. Essa disfunção é o que chamamos de insuficiência cardíaca.

O antídoto para as doenças crônicas é o estilo de vida saudável. As doenças cardiovasculares, males do coração e da circulação cardíaca representam a principal causa de mortes no Brasil – cerca de 40% nos grandes centros urbanos. Hoje no país, a cada minuto, ocorre uma morte provocada por doença cardiovascular. As doenças cardiocerebrovasculares acarretam:

- 2 vezes mais mortes que todos os tipos de cânceres juntos;
- 2,3 vezes mais mortes que acidentes e violência;
- 3 vezes mais mortes que as doenças respiratórias;
- 6,5 vezes mais mortes que todas as infecções, incluindo a Aids.

Agir precocemente é uma forma de prevenir o infarto. O controle dos fatores de riscos e o estilo de vida saudável podem reduzir o risco em mais de 85%.

As medidas de prevenção são: praticar atividade física regularmente, controlar o peso, o diabetes, os níveis de colesterol e triglicerídeos, ter uma alimentação balanceada, não fumar, evitar o excesso de sal e de bebidas alcoólicas, gerenciar o estresse, controlar a pressão arterial e dormir bem.

Durante o *check-up* médico, além do exame clínico detalhado, a prevenção inclui teste de esforço, eletrocardiograma, ultrassom das carótidas e vertebrais, ecocardiograma e análises sanguíneas. Também são feitos exames de avaliação das artérias cerebrais para diagnóstico precoce de lesões vasculares e ultrassonografia abdominal total com a intenção de descartar aneurisma da aorta abdominal, doenças pélvicas e do pâncreas, entre outras.

DISTÚRBIOS DO SONO

A avaliação do sono deve fazer parte da sua rotina de prevenção. O sono de má qualidade leva à redução do desempenho, prejudica o metabolismo, deixa o indivíduo cansado e irritado, aumenta o risco de acidentes e é fator de risco para várias doenças. A longo prazo, as consequências são graves: estresse, ansiedade e complicações gerais que podem ocasionar doenças cerebrocardiovasculares. Além do estresse, com o excesso de consumo de estimulantes externos, como a cafeína, o álcool e o açúcar, o sono é ainda mais prejudicado.

Há vários recursos para garantir um sono reparador. Os óculos que bloqueiam os altos níveis de luz azul artificial emitidos por eletrônicos, hoje onipresentes em nosso cotidiano, ajudam a combater a insônia ao filtrar essa luz do espectro de cores visíveis durante o uso dos dispositivos à noite. Pesquisadores da Universidade Columbia avaliaram o efeito dos óculos duas horas antes de dormir, por sete noites consecutivas, em indivíduos com sintomas de insônia. O estudo encontrou uma melhora estatisticamente significativa na qualidade, quantidade e solidez do sono com o bloqueio da luz azul.

SAÚDE OCULAR

A qualidade da visão e as condições oculares fazem parte dos cuidados para um estilo de vida saudável. Dormir mal pode causar vermelhidão ocular, vista cansada e inchaços. Além disso, o consumo de bebidas alcoólicas, falta de proteção à luz solar e lentes dos óculos mal ajustadas favorecem o envelhecimento precoce das células implicadas na visão.

O exame oftalmológico anual, com a medida da pressão intraocular, é essencial para o diagnóstico do glaucoma, doença geralmente silenciosa que pode levar à cegueira. O exame pode detectar outras alterações importantes, como catarata, a opacidade do cristalino (a lente natural situada no interior de nossos olhos), olho seco, entre outras. Às vezes, são necessários outros exames, como de fundo de olho e campo visual, para fechar o diagnóstico e preservar a boa saúde ocular.

CÂNCER: ATENÇÃO AOS SINAIS

O câncer é o crescimento descontrolado das células, fruto de um erro genético ou decorrente do estilo de vida inadequado (tabagismo, sedentarismo, obesidade) e agressões externas (agrotóxicos e contaminações ambientais variadas). Quando o tumor é maligno, ele pode invadir os vasos periféricos, facilitando a entrada das células tumorais na corrente sanguínea. A metástase é a instalação dessas células em outras regiões do corpo. Como muitos sinais do câncer assemelham-se aos sintomas de outras doenças, muita gente os despreza. Não faça isso! Marque uma consulta médica se sentir qualquer dor incomum ou se observar modificações corporais que persistem e se agravam.

O efeito das estratégias de prevenção do câncer foi verificado por vários estudos nos últimos anos. São animadoras as estatísticas oriundas dos Estados Unidos. Em trabalho publicado no *New England Journal of Medicine*, pesquisadores da Escola de Saúde Pública T. H. Chan, de Harvard e da Faculdade de Medicina da Washington University, em St. Louis, mostraram que a prevenção é tão importante que o rastreamento do câncer de pulmão reduziu em 20% a mortalidade entre fumantes de alto risco. Contudo, parar de fumar continua sendo a melhor medida, chegando a 62% a redução na mortalidade por câncer de pulmão associada à interrupção do fumo aos 50 anos. Quando iniciamos nosso trabalho em 1990, 25% dos homens eram fumantes contra 5% das mulheres. Hoje, quase 30 anos depois, as mulheres executivas estão fumando mais do que os homens: 8% delas contra 5% deles.

Outros números do estudo são:

Os exames preventivos reduziram em 95% a mortalidade devido ao câncer cervical; a vacinação contra o vírus da hepatite B diminuiu em 90% a mortalidade relacionada ao câncer hepático; o diagnóstico e o tratamento da infecção por vírus da hepatite C reduziu em 50% o risco de mortalidade por todas as causas nos pacientes; e o tratamento com moduladores seletivos dos receptores estrogênicos (medicamentos que atuam como antagonistas do estrógeno no útero e nas mamas) diminuiu a incidência de câncer de mama em 50% em mulheres de alto risco.

EVITE O DIAGNÓSTICO TARDIO

Existem várias explicações para que muitos pacientes descubram o câncer já em estágio avançado. Segundo a *Cancer Research UK*, instituição beneficente de pesquisa e conscientização sobre a doença no Reino Unido, os principais motivos são:
- Baixa conscientização dos sinais e sintomas do câncer;
- Adiamento de consultas médicas;
- Demora em realizar exames preventivos.

Relacionamos a seguir alguns tipos de câncer e recomendações para o diagnóstico precoce.

• MAMA
A incidência desse tipo de câncer tem aumentado entre a população mais jovem. Com exceção dos tumores de pele, o câncer de mama é o mais comum entre as mulheres. E, apesar dos recentes progressos no tratamento, as brasileiras ainda passam por grandes desafios em relação à doença. No Brasil, muitos dos 59.700 novos casos de câncer de mama estimados para

2018 poderiam ser evitados. Trata-se de uma doença de origem multifatorial. Estão envolvidos a predisposição genética, o estilo de vida e os fatores ambientais. A grande maioria dos casos (75%) não tem histórico familiar, em 5% há mutações dos genes que conferem a estas famílias um risco bem elevado de apresentar a doença. A prevenção requer um estilo de vida saudável com alimentação balanceada, controle do peso, a prática de exercícios físicos regulares e sono de qualidade.

Existe uma curva de maior incidência entre os 40 e 70 anos e, principalmente, quando ocorrem as mudanças hormonais, como a menopausa. Entretanto, como afirmado acima, a partir do ingresso da mulher no mercado de trabalho, acumulando com jornadas em casa e no mundo acadêmico, além do uso da pílula anticoncepcional, o tabagismo e a obesidade, a afirmativa que o câncer de mama em mulheres na menopausa era mais frequente caiu por terra.

Pesquisa apresentada em um fórum do Observatório de Oncologia – uma plataforma on-line e dinâmica de monitoramento de dados abertos e compartilhamento de informações relevantes da área de oncologia do Brasil – mostrou que, "apesar da estreita relação entre o envelhecimento e o desenvolvimento de câncer, estudos recentes vêm demonstrando o aumento da incidência de câncer na população com menos de 50 anos de idade nas últimas duas décadas (Printz, 2015; Sung et al., 2019; Vuik et al., 2019)". E ainda: "A incidência de câncer nas faixas etárias mais jovens está associada a hábitos relacionados ao estilo de vida, visto que estes podem acelerar o processo de carcinogênese" (Clarke e Joshu, 2017, Sung et al., 2019). De acordo com o Observatório, "a maioria dos cânceres em que houve aumento de incidência e/ou mortalidade na população adulta jovem tem grande ligação com a má alimentação, obesidade e sedentarismo, tabagismo, consumo excessivo de álcool e relações sexuais desprotegidas".

A identificação de tumores em fase inicial reduz as chances de mortes precoces e prolonga a vida. As estatísticas falam por si: 90% das mulheres com câncer de mama inicial sobrevivem, ante 10% daquelas que o descobrem em fase avançada. A recomendação de órgãos como o Instituto Nacional de Câncer (INCA) e a Sociedade Americana de Câncer é que a mamografia, o exame para diagnóstico do câncer de mama, seja feita anualmente a partir dos 35 anos. Para mulheres com casos de câncer de mama na família, a mamografia deve começar a ser feita dez anos antes do caso mais precoce entre as parentes que tiveram a doença. O diagnóstico tardio do câncer de mama leva a tratamentos mutiladores, onerosos e com resultados precários. Portanto, cuide-se, previna-se.

• Colorretal

Obesidade, sedentarismo, falta de fibras e excesso de carnes vermelhas e embutidos na alimentação estão entre as possíveis causas do câncer colorretal. Para o Brasil, o INCA estima, para cada ano do triênio de 2020-2022, 20.520 casos de câncer de cólon e reto em homens e 20.470 em mulheres. Em especial no Ocidente, e em países desenvolvidos, observa-se um aumento nos casos dessa doença, provavelmente também ligados ao estilo de vida inadequado.

O principal sinal é a presença de sangue nas fezes. Mais tardiamente, prisão de ventre e maior intensidade de sangramento.

Não deixe de relatar ao médico os sintomas. Se houver lesões em estágio inicial, é grande a possibilidade de removê-las via colonoscopia, sem que seja necessário retirar uma parte do intestino. Com fundamento em novas diretrizes e porque nas últimas décadas tem se observado um aumento expressivo na incidência dos tumores de intestino em adultos mais jovens, recomenda-se o rastreamento a partir dos 45 anos, mesmo que não haja sintomas ou histórico familiar.

A colonoscopia é um exame que analisa o revestimento interno do intestino grosso. Ela é considerada um dos principais métodos de rastreamento do câncer de cólon e reto, uma vez que consegue identificar alterações da mucosa do intestino que podem evoluir para um câncer. Esse exame deve ser realizado sempre em ambiente hospitalar, sob sedação.

As pessoas que possuem histórico familiar devem incluir o exame na rotina após os 40 anos ou 10 anos antes da idade do caso mais precoce na família. Se os exames forem normais, devem ser repetidos a cada cinco anos. Já o resultado alterado, deve ser repetido conforme orientação do médico.

A videorretossigmoidoscopia permite o estudo da mucosa do intestino grosso, desde o ânus ao ângulo esplênico do cólon, trecho de maior incidência dos tumores colorretais (90%). Exame que pode ser realizado em clínicas sem necessidade de sedação.

- **Próstata**

Depois dos tumores de pele, o câncer de próstata é o mais comum em homens acima dos 50 anos. Hoje, temos cada vez mais casos em população jovem. É também a segunda causa de morte por câncer nos países desenvolvidos. No Brasil, o INCA estima 65.840 casos novos de câncer de próstata para cada ano do triênio 2020-2022. Esse valor corresponde a um risco estimado de 62,95 casos novos a cada 100 mil homens.

A doença, em geral, evolui lentamente, por isso a importância do diagnóstico precoce. Sabe-se que um em cada seis homens terá o problema, mais frequente em negros e naqueles com parentes de primeiro grau que tiveram o câncer. Realizar o exame de marcador do PSA no sangue (sigla de antígeno prostático específico) é imprescindível na prevenção.

Na fase inicial, não costuma apresentar sintomas. Eles aparecem mais nos estágios avançados – dores nas costas, nas pernas e nos quadris podem surgir em função da disseminação da doença para os ossos. É comum, no entanto, a presença de sinais de hiperplasia (aumento) da próstata, situação benigna que pode coexistir com o câncer e provocar diminuição na força do jato miccional (daí a importância também do exame de urofluxometria), aumento na frequência das idas ao banheiro e esvaziamento incompleto da bexiga.

As diretrizes da Sociedade Brasileira de Urologia e da Associação Europeia de Urologia recomendam o rastreamento do câncer de próstata em homens a partir dos 50 anos ou a partir dos 45, no caso de negros e homens com histórico familiar da doença.

Reforçamos a importância de se realizar dois exames que são essenciais para o diagnóstico: a dosagem no sangue do PSA e o toque retal. O PSA (Antígeno Prostático Específico, em português) é uma proteína que pode ser encontrada no tecido prostático, no sêmen e na corrente sanguínea. Ela pode estar alterada em diferentes contextos, como nas prostatites (infecções da próstata), hiperplasia e câncer. Atenção que em situações como prisão de ventre, prática de hipismo, ciclismo e relação sexual, um resultado normal no PSA, isoladamente, não exclui a possibilidade de haver um tumor maligno. Portanto, o exame de toque retal é indispensável.

Como explica o doutor Marco Aurélio Imbroisi, professor-adjunto de urologia da UNIRIO e médico em nossas clínicas, muitos homens ainda têm dúvida sobre qual é o exame mais eficiente para detectar a doença: se o de sangue ou o do toque. Se o paciente faz apenas um desses exames, a chance de falha no diagnóstico é de 20% e de 40%, respectivamente. Entretanto, quando os dois são feitos ao mesmo tempo, o índice de falha no diagnóstico cai para 8%.

O câncer de próstata tem comportamento variável. Pode ser de baixa, intermediária ou alta agressividade, estar localizado apenas na próstata, avançado localmente ou espalhado em outros órgãos. Felizmente, quando a doença é detectada na fase inicial, a chance de cura ultrapassa os 90%. Outras alterações que podem ser detectadas no *check-up* urológico de rotina são disfunção erétil, ejaculação precoce, problemas do sistema urinário, em geral, como cálculos renais, tumores de rins e de bexiga.

• Ginecológico

Em grande parte, as mulheres atendidas em nossas clínicas são profissionais de alto desempenho, com elevados níveis de estresse e cotidianos que não costumam favorecer a saúde. A mulher executiva fuma mais que os homens, e muitas são sedentárias. Metade desse grupo consome bebidas alcoólicas regularmente. Em geral, estão ganhando peso, dormindo mal e algumas desenvolvem doenças crônicas precocemente. Esse comportamento afeta seriamente a saúde feminina.

Durante o "2º Encontro científico com a prevenção", série de palestras sobre vida saudável que celebram 30 anos das nossas clínicas, em outubro de 2020, a tocoginecologista, Claudia Jacyntho, lembrou que uma das formas de prevenir o câncer ginecológico é cultivar hábitos saudáveis, como manter o peso adequado e monitorar a pressão arterial e o risco de diabetes. Nas consultas, ela ressalta a importância de detectar, além dos cânceres ginecológicos, doenças benignas de grande importância por causarem dor pélvica crônica e infertilidade.

O ultrassom pélvico transvaginal serve para diagnóstico de alterações de todo o sistema reprodutivo feminino, juntamente com os outros exames ginecológicos de rotina. Alterações indicadas neste exame podem levar à realização de outros testes, como ressonância magnética do abdômen e pelve, biópsia e exames de sangue. O câncer de ovário não costuma apresentar sintomas, e, se detectado na fase inicial, o tratamento tem maiores chances de sucesso. Mesmo no caso do ovário – um tumor em geral mais agressivo e silencioso, cuja detecção, em 60% dos casos, acontece depois do estágio 1, o diagnóstico hoje conta com ferramentas de rastreamento eficazes, como o ultrassom transvaginal.

O câncer de colo do útero tem como principal causa a infecção pelo vírus HPV (vírus do papiloma humano). A vacinação preventiva deve ser feita antes do início da vida sexual. Os resultados do Papanicolau (estudo das células do colo uterino) e da colposcopia podem indicar a necessidade de biópsia. Outros exames podem ser indicados, como a ultrassonografia transvaginal, vulvoscopia, captura híbrida e exames de sangue. Eles ajudam no diagnóstico de lesões no colo do útero, miomas, cistos nos ovários, infecções e endometriose, entre outros problemas.

- **PELE**

O câncer de pele – basalioma – é o mais incidente na população: 25% de todos os diagnósticos de câncer são de pele. Não há uma idade certa para iniciar o rastreamento do câncer de pele, nem uma periodicidade definida. Todavia, como regra geral, qualquer novo sinal na pele ou uma mudança em uma pinta ou mancha deve ser sinal de alerta para procurar um médico.

Pessoas com a pele muito branca, que têm pintas ou manchas, que sofreram grandes exposições solares ao longo da vida e/ou possuem histórico familiar de câncer de pele são os principais alvos de um exame chamado dermatoscopia digital. O exame permite, por meio da análise de uma fotografia ampliada das pintas na pele, identificar lesões de risco muito antes do olho do dermatologista.

O melanoma é o tipo mais letal de câncer de pele, apesar de não ser o mais comum. Sua incidência tem aumentado na última década, principalmente em homens, que são menos cuidadosos com a proteção solar. Ele representa apenas 5% dos casos de câncer de pele, mas tem uma grande capacidade de produzir metástases e se espalhar para outros órgãos, como fígado, pulmões e cérebro. Quase sempre surge como uma lesão cutânea enegrecida, ou com uma parte enegrecida e outra de várias cores.

Não aceite opiniões leigas sobre sua pele. Ela é um órgão importantíssimo do organismo, e não deve ser tratada como uma "capa" de valor apenas estético. Faz parte de um *check-up* médico completo o exame minucioso do envelope do corpo através da dermatoscopia digital.

• PULMONAR

Principal causa de morte por câncer em homens e segunda principal em mulheres no Brasil, o câncer de pulmão registra cerca de 20 mil casos novos por ano. Segundo a Sociedade Brasileira de Pneumologia e Tisiologia, o raio-X de tórax deve ser parte da rotina de pessoas com risco aumentado para o câncer de pulmão. Este exame é de fácil acesso e fornece informações bem detalhadas sobre os pulmões, principalmente nos pacientes tabagistas. Quanto maior o tempo de exposição ao cigarro, maiores os riscos. Na suspeita de anormalidade, exames complementares devem ser realizados em busca de um diagnóstico definitivo.

• Estômago

Os sinais e sintomas mais frequentes do câncer de estômago, que acomete principalmente homens a partir dos 50 anos, são dor abdominal, azia forte, náuseas, sensação de saciedade (estômago parece sempre cheio), perda de peso e sangramento digestivo (que pode se manifestar por meio de vômitos ou fezes escurecidas e com odor muito forte).

Alguns fatores de risco para a doença são: consumo de embutidos, em que nitratos e nitritos podem ser convertidos por certas bactérias, como a *Helicobacter pylori*, em substâncias que causaram câncer de estômago em animais; tabagismo; história familiar. Uma alimentação rica em fibras, frutas e vegetais também é recomendada.

A bactéria *Helicobacter pylori*, que vive no interior do estômago de grande parte da população, é mais comum do que se imagina. Estima-se que em torno de 50 a 60% da população mundial tenha essa bactéria, que entra no corpo por meio de alimentos contaminados e, em alguns casos, contribui para o desenvolvimento de câncer nessa região. Para detectar a bactéria, é possível fazer três testes diferentes, incluindo a endoscopia e uma avaliação respiratória. O médico vai pedi-los se existir alguma queixa digestiva persistente, como dor abdominal, má digestão e queimação.

A endoscopia serve para o diagnóstico de muitas doenças, além do câncer, que acometem direta ou indiretamente essa região. Entre as principais estão a esofagite, o refluxo, a gastrite, as úlceras e os pólipos.

DOENÇAS DA TIREOIDE

Esta glândula tem um papel extremamente relevante para regular o metabolismo e equilíbrio do organismo, estando relacionada ao funcionamento do coração, cérebro, fígado, cabelos, unhas e rins. Aliás, também influencia o crescimento, o ciclo menstrual, a fertilidade, o peso e o estado emocional.

Quando a tireoide não exerce bem sua atividade, ela pode liberar hormônios em excesso (hipertireoidismo) ou em quantidade insuficiente (hipotireoidismo). Hormônios em excesso tornam a pessoa hiperativa, nervosa, gera fome e faz com que perca peso. Já a falta de hormônio faz com que o metabolismo fique mais lento e produza um ou mais dos seguintes sintomas: cansaço excessivo, sonolência, falhas de memória, dores musculares e nas articulações, aumento do peso e dos níveis de colesterol no sangue, ressecamento da pele e unhas, queda de cabelo e prisão de ventre. Tanto o hipotireoidismo quanto o hipertireoidismo podem ser detectados por meio de *check-up* médico periódico. O diagnóstico é simples e o tratamento melhora a qualidade de vida.

Segundo dados do INCA, o número estimado de casos novos de câncer de tireoide para o Brasil, para cada ano do triênio 2020-2022, será de 1.830 em homens e de 11.950 em mulheres. Esses valores correspondem a um risco estimado de 1,72 casos novos a cada 100 mil homens e 11,15 para cada 100 mil mulheres. Este câncer é usualmente diagnosticado em pessoas mais jovens quando comparado aos outros tipos de neoplasias. A doença é mais frequente no sexo feminino e também em pessoas que foram expostas à radiação prévia do pescoço ou com histórico familiar de câncer da tireoide.

VACINAS

A carteira de vacinação em dia é um item que deve ser verificado por adultos de todas as idades, inclusive antes de viagens. As vacinas, praticamente sem efeitos colaterais depois de décadas de pesquisas nos maiores centros, são essenciais para proteger a saúde. O *check-up* médico é o momento ideal para obter as informações necessárias para a vacinação. Além do mais, as recomendações da Sociedade Brasileira de Imunizações (SBIm) podem ser acessadas por meio do site: https://sbim.org.br/images/calendarios/calend-sbim-adulto.pdf.

No idoso, a vacinação é a melhor estratégia para prevenir doenças infecciosas e o agravamento das doenças crônicas. Vacinas contra infecção pneumocócica, gripe e tríplice bacteriana (difteria-tétano-coqueluche), entre outras, poderão ser recomendadas pelo médico, em especial se você tem mais de 60 anos, pois a partir dessa idade são maiores as complicações devido às afecções.

É importante se vacinar anualmente contra a gripe. As vacinas tetravalentes dão atualmente maior proteção contra a gripe que as trivalentes, pois conferem maior cobertura das cepas circulantes. A gripe pode evoluir para complicações, entre elas a pneumonia bacteriana, a otite e a sinusite. Os idosos e os portadores de doenças crônicas, bem como as gestantes e as crianças, são especialmente afetados. Pessoas com asma ou doença pulmonar obstrutiva crônica têm risco aumentado para pneumonia.

O diabetes, mesmo controlado, pode dificultar a proteção do organismo contra infecções, de modo que as vacinas contra a Covid-19, a gripe e a pneumonia e a meningite são recomendadas.

Outra vacina importante é a contra a hepatite B.

A Humanidade possui uma "vacina" acessível a todos: o estilo de vida saudável. Melhora a imunidade, sem dor, sem efeito colateral. Na dose certa, ele é democrático e pode ser praticado por qualquer pessoa. Existe melhor vacina para todos os benefícios citados acima? É hora de se colocar vida na saúde das pessoas.

EXAMES LABORATORIAIS

As análises laboratoriais complementares são imprescindíveis, uma vez que permitem diagnosticar doenças ao fornecer informações, ocultas à primeira vista, sobre o meio interno. Com o diagnóstico, é possível planejar o tratamento, monitorar e corrigir as alterações do estilo de vida inadequado.

Sangue, urina, fezes e colpocitologia são alguns dos exames mais comuns, que devem ser avaliados com critério em laboratórios certificados. Contudo, há à disposição uma vasta gama de exames destinados a promover a saúde. Exames laboratoriais integram o *check-up* médico de rotina objetivando a mudança, quando necessária, de hábitos decorrentes do estilo de vida inadequado. Servem de mapa para se traçar um plano de ação personalizado para cada paciente.

MENTE SÃ EM CORPO SÃO

A saúde mental e física são duas vertentes fundamentais e indissociáveis da saúde. O ser humano é corpo e alma, físico e emoção. Quando você se sente bem e em relação aos outros, é capaz de lidar de forma positiva com as adversidades e tem confiança no futuro, o caminho está aberto para o bem-estar.

Estima-se que em cada 100 pessoas, 30 sofram, ou venham a sofrer, em algum momento da vida, de problemas de saúde mental, e que 12 tenham uma doença mental grave. A depressão é a doença mental mais frequente, sendo uma causa importante de incapacidade. A ansiedade também é uma queixa constante nos dias atuais.

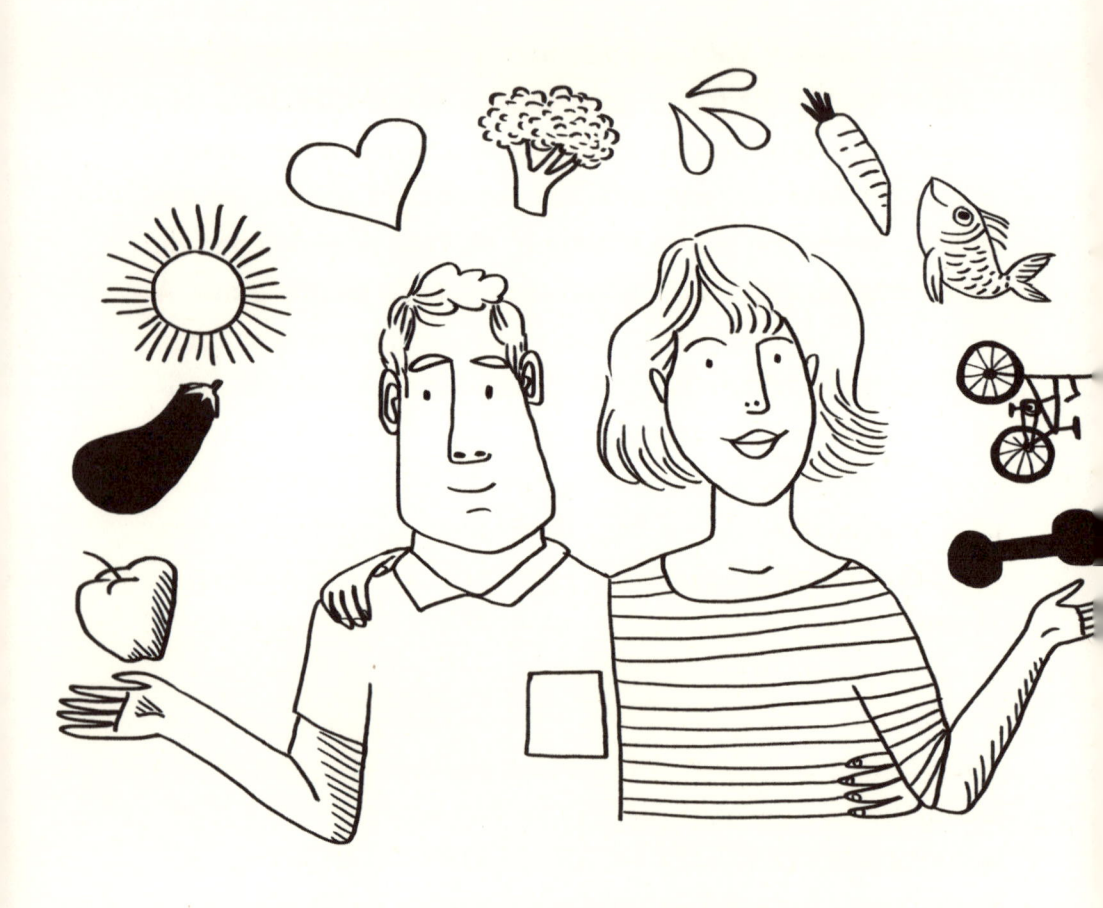

CAPÍTULO 8

ESTILO DE VIDA SAUDÁVEL, O MELHOR REMÉDIO PARA DOENÇAS CRÔNICAS

A medicina coloca hoje à nossa disposição múltiplos recursos para se ganhar saúde e longevidade com autonomia. Apesar disso, são comuns os casos de pessoas na faixa etária dos 35 aos 55 anos, auge da idade produtiva, com resultados de exames piores do que os dos idosos, apresentando hipertensão, diabetes, doenças cardiovasculares e obesidade. É preciso reverter esse quadro! Ninguém precisa tirar férias, alegar problemas familiares ou ganhar na loteria para se tornar saudável. Uma japonesa falecida aos 117 anos, um recorde, revelou três "segredos" para sua existência longa e ativa: comer pouco, caminhar muito e dormir bem.

Os benefícios desse tripé, ao qual se adicionam outros comportamentos positivos, são corroborados por vários estudos feitos nos últimos anos. Uma pesquisa publicada na revista científica *Archives of Internal Medicine*, da Associação Médica

Americana, mostrou que quatro hábitos, adotados em conjunto, podem reduzir em cerca de 80% o risco de desenvolver doenças crônicas mais comuns. São eles: não fumar, manter o peso ideal, fazer exercícios regularmente e seguir uma alimentação saudável. Ou seja, medidas que não exigem exames caros nem tratamentos complicados.

Um vetor que atualmente tem chamado bastante atenção é o estresse, uma vez que ele pode abrir as portas do corpo para algumas doenças. Para nós, o estresse crônico, e os hormônios que libera, é o motor para que o indivíduo adote um estilo de vida inadequado. Existem várias práticas para gerenciá-lo: praticar atividade física regularmente, manter uma alimentação balanceada (sem farináceos e sem açúcar), ter um sono reparador e evitar o uso de bebida alcoólica e estimulantes são algumas delas; além de outras, como meditação, ioga, *mindfulness* e *wellness coaching*. Qualquer rumo que inclua alterações de comportamento implica ajudar a pessoa a respeitar a si mesma, aderindo ao que mais lhe parece agradável, sem "sacrifícios".

A mudança comportamental é um processo – não um evento – constituído de vários estágios, com diversos níveis de prontidão e motivação. Assim como jogar futebol de vez em quando não garante a forma, praticar ioga uma vez por ano, em algum retiro perdido nas montanhas, não combate o estresse do cotidiano. Não beneficia a boa gestão do estresse. É a continuidade que garantirá os benefícios de qualquer atividade para sua saúde física e mental. É no dia a dia que as mudanças acontecerão com você, ser único, com qualidades e defeitos. Não se torne refém da competição exacerbada nem atribua aos outros a culpa por suas frustrações. A falta de responsabilização individual conduz a um processo de adoecimento, lento e silencioso em alguns casos, até aparecerem os primeiros sintomas.

AMIZADES, EMOÇÕES, SEXO E FAMÍLIA: ANTÍDOTOS ÀS DOENÇAS

Por um lado, sabe-se que os aspectos psicológicos podem modular as reações fisiológicas, como a imunidade, as inflamações, os processos endócrinos e neurológicos. Por outro, a fisiologia influencia a repercussão psicológica das enfermidades. Os prejuízos são divididos entre o indivíduo e a sociedade. O professor Jeffrey Pfeffer, da Escola de Negócios Stanford, na Califórnia, autor de vários livros sobre bem-estar no mundo empresarial, lembra que as doenças produzidas pelo estresse custam mais às empresas que os cuidados preventivos. Quando um profissional experiente adoece ou se demite, por não suportar mais as pressões, o prejuízo é imediato. Na vida pessoal, o estresse também sai caro em termos financeiros, afetivos e familiares.

Expressar as emoções é uma das maneiras mais eficazes de reduzir o estresse. É importante compartilhar angústias e temores, não sofrê-los em silêncio e solidão. As amizades são fundamentais para o bem-estar psíquico e, em consequência, para a saúde. Em qualquer fase da vida, constituem uma relação de cooperação, apoio e integração que relaxa o nosso emocional (o que contribui para amenizar problemas decorrentes de diabetes, hipertensão e doenças cardíacas).

Outro componente do bem-estar é a sexualidade. O impacto das doenças crônicas sobre a vida sexual está ligado ao momento da vida em que elas aparecem. Os que tinham vida sexual ativa antes do diagnóstico de diabetes, doenças cardíacas e hipertensão precisam se adaptar a situações novas, que afetam a autoimagem e a autoestima, tanto por mudanças na aparência física quanto por perdas na funcionalidade.

As pesquisas nessa área são recentes. Elas destacam que o impacto de cada doença crônica sobre a sexualidade é diferente, conforme verificou uma equipe do Departamento de Medicina de Reabilitação do Centro Médico da Universidade de Groningen, na Holanda. A despeito das diferenças, observou-se que conversar sobre o tema, sem tabus, ajuda os pacientes. Grupos de apoio a mulheres que fizeram mastectomia, por exemplo, comprovam que compartilhar problemas similares (terapia pela palavra) é um antídoto à depressão.

Complicações como perda de força muscular, espasmos e incontinência urinária, diabetes, depressão e uso de certos medicamentos comprometem a sexualidade no caso de doenças cardiovasculares. Em muitos casos, a disfunção erétil ocorre devido à ateromatose (depósito de gordura, cálcio e outros elementos na parede arterial) e à irrigação insuficiente da região genital. Estudos mostram que a disfunção pode ser um sinal de alerta para um evento cardíaco mais grave.

Depois de um evento cardíaco ou vascular cerebral, o temor de um novo episódio faz com que 75 a 80% de homens e mulheres diminuam ou interrompam a atividade sexual, o que traz consequências negativas para a qualidade de vida. Nos indivíduos com hipertensão, muitos medicamentos que abaixam a pressão afetam a libido. O acompanhamento ajudará você, se for o caso, a mitigar os temores, ajustar a medicação e fortalecer a autoestima.

A gama de questões nessa área é variada. Converse sempre com o médico caso tenha alguma preocupação, quer seja relacionada à impotência sexual produzida por medicamentos ou estresse, a métodos anticoncepcionais ou até mesmo à prevenção das doenças sexualmente transmissíveis, as DST. Algumas das DST, a exemplo das transmitidas pelo vírus da hepatite B e do papiloma humano, podem resultar no desenvolvimento de doenças como o câncer, de acordo com pesquisas patrocinadas pela Organização Mundial da Saúde (OMS).

> ✓ **Então, anote**! Se, apesar de saber que o estilo de vida saudável constitui a regra número um para modificar os fatores de risco, você ainda acha difícil abandonar as práticas nocivas, tenha em mente os sete passos sugeridos a seguir:

PASSO 1
Diário alimentar
Se abriu a boca, anote! Aproveite a agenda do celular para inserir todas as refeições do dia. Inclua os salgadinhos das festas, as balas compradas na esquina, as guloseimas da happy hour, bem como a ingestão de sucos, refrigerantes e álcool. O diário alimentar permite cortar exageros, se necessário com ajuda de nutricionista, que pode estabelecer o consumo equilibrado de gorduras e carboidratos, e elaborar um cardápio em que a qualidade dos alimentos também seja considerada (alimentos industrializados, fontes de calorias vazias, devem ser evitados ao máximo).

COMO MONTAR SEU PRATO SAUDÁVEL
1/2 Vegetais
1/4 Carboidratos
1/8 Proteína vegetal
1/8 Proteína animal

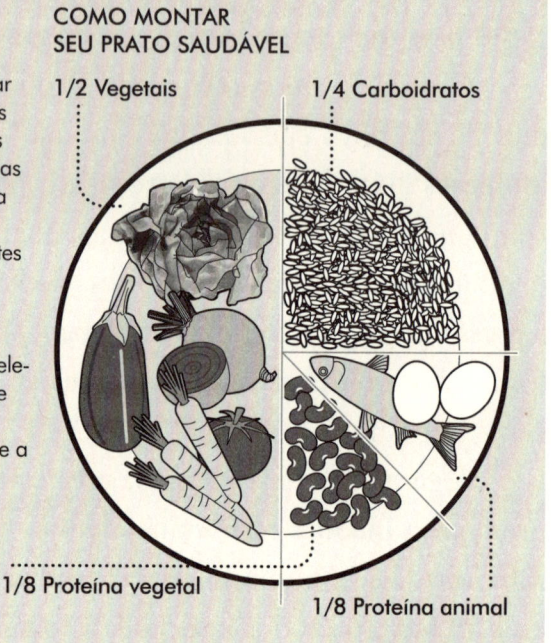

PASSO 2
Objetivos claros
Mire alvos precisos! Estabeleça um projeto com dois objetivos, um de médio e outro de longo prazo. Não estipule metas inalcançáveis. Aja positivamente, enxergando as possibilidades e celebrando cada movimento em direção a elas. Por meio dos pensamentos que alimentamos e permitimos que se enraízem em nossas mentes, geramos emoções positivas. Pessoas positivas atendem prontamente às recomendações médicas em busca de um estilo de vida mais saudável.

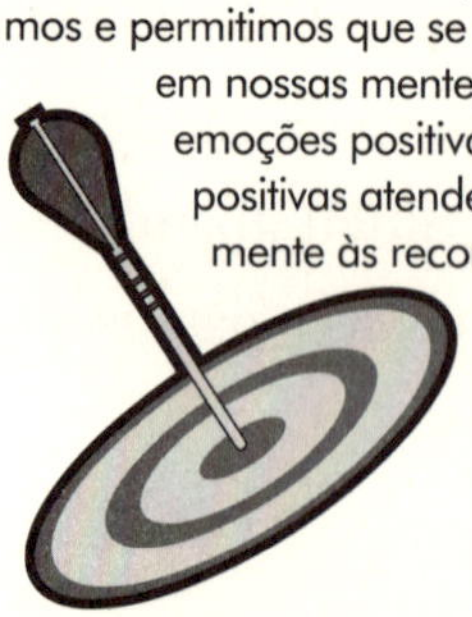

Fonte: Cartilha Med-Rio.

PASSO 3
Boa noite
Uma noite mal-dormida significa redução do desempenho, desmotivação, irritação e aumento do risco de acidentes. As oito horas de sono recomendadas pelos especialistas são fruto de estudos científicos, com a média variando entre seis a nove horas. O sono reparador regula as funções metabólicas, repõe as energias e faz a pessoa acordar de bom humor. Não use a cama para trabalhar no laptop e para conversar pelo WhatsApp. Desligue os eletrônicos duas horas antes de dormir – se precisar, leia um livro ou ouça uma música tranquila para ir se desligando aos poucos do dia.

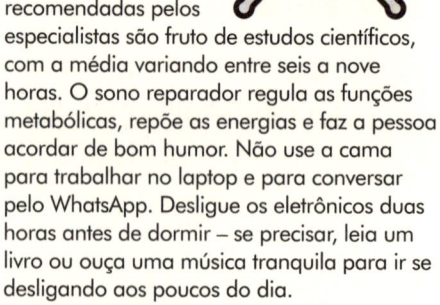

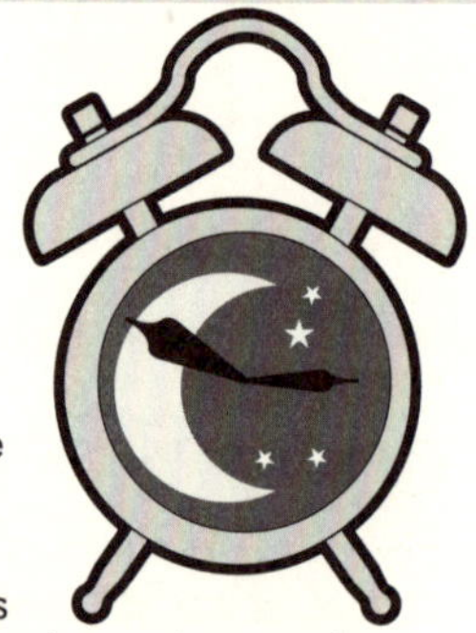

ESTILO DE VIDA SAUDÁVEL...

PASSO 4
Mexa-se
Se você já praticou exercícios e parou, comece de novo. A diferença vai ser sentida imediatamente. Escolha uma atividade que dê prazer, sempre! **Dez minutos de alongamento leve ao acordar,** sem sair da cama, é um bom impulso inicial. E lembre-se: o sedentarismo é duas vezes mais mortal do que a obesidade. Vá ao médico para medir periodicamente peso, altura e circunferência da cintura.

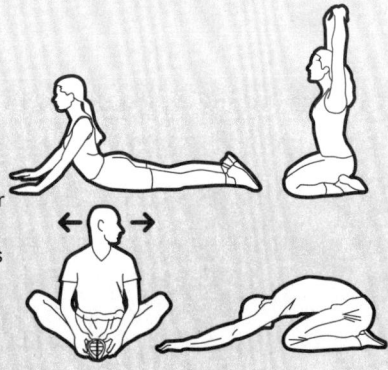

PASSO 5
Saúde para a família
Todos os membros de sua família, inclusive as crianças, devem participar do estilo de vida saudável, ser estimulados a comer bem e a fazer atividade física. Comece com atitudes simples, como oferecer água nas refeições em vez de refrigerante, e aproveitar os parques e praças da cidade em vez de se enfiar em um shopping nas horas de lazer. Estabeleça limites saudáveis, não premiando o bom comportamento das crianças com batatas fritas e doces. Compartilhe com os adolescentes e os adultos as informações sobre os malefícios do uso noturno de eletrônicos.

PASSO 6
Check-up anual: saúde sem surpresas
Não se esqueça de agendar o *check-up* anual, conforme a recomendação médica, para saber se a mudança em seu estilo de vida está surtindo efeito. Um dia de entrega à avaliação de seu estado de saúde, por profissionais abalizados, vai gerar benefícios duradouros. Depois do *check-up*, siga as eventuais recomendações sugeridas pelo médico para seu programa de saúde focado no seu estilo de vida.

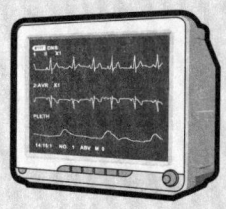

PASSO 7
Seja flexível
A rigidez é má conselheira na vida e na gestão da saúde. Escolha uma das refeições da semana para comer aquilo de que você mais gosta. Se esse dia for o domingo, e o churrasco foi carregado de gordura, a salada da segunda-feira pode ser bem leve. Quanto à atividade física, volte, mesmo que tenha parado uma semana ou um mês, seja por doença, por preguiça ou compromissos inadiáveis. Isso vai estimular você a seguir em frente.

Fonte: Cartilha Med-Rio.

VOCÊ É SEU MELHOR REMÉDIO

A medicina do estilo de vida não é uma nova especialidade médica, mas vem sendo cada vez mais incorporada à rotina dos profissionais de saúde. A importância que ela vem adquirindo nas últimas décadas parte de uma constatação lógica. A morte, que para a maioria dos humanos antes vinha a galope, montada em infecções capazes de matar milhões de pessoas em um curto espaço de tempo, agora chega a passo de jabuti, turbinada por hábitos de vida ruins.

Hoje, morremos mais por doenças crônicas que conduzem ao infarto agudo do miocárdio, aos AVCs e ao câncer do que por epidemias de gripe, por exemplo. O mais grave é que a maior parte dessas mortes poderia ser evitada, às vezes sem qualquer uso de remédios. Um pouco mais de sono de qualidade ajuda a repor as energias, e uma dieta com menos processados e menos carboidratos é o caminho mais seguro para garantir a saúde do fígado.

Segundo a Organização Mundial da Saúde, 80% das doenças cardíacas, AVCs e diabetes tipo 2, e 40% dos tipos de câncer que afligem a humanidade seriam drasticamente reduzidos com mudanças nos hábitos de vida. Um estudo da USP em conjunto com a Universidade de Harvard indica que vinte tipos de câncer associados ao tabagismo, álcool, excesso de peso e falta de exercícios respondem por 114 mil casos da doença todo ano no Brasil. São essas evidências, coletadas ao longo das últimas quatro décadas, que deram corpo à prática da medicina do estilo de vida.

Sua proposta é intervir no comportamento individual como parte das terapias usadas para prevenir, tratar e até reverter doenças crônicas antes que elas apareçam ou cheguem ao estágio em que a única opção seja apelar à farmacologia ou à cirurgia. A medicina do estilo de vida se apoia em seis pilares. De alguns, você provavelmente já ouviu falar bastante e seus impactos positivos na saúde da população são conhecidos. É o caso da atividade física regular, da alimentação dominada por frutas e vegetais e da necessidade de se evitar o excesso de álcool e manter distância do tabaco e das drogas.

Os outros três pilares dessa abordagem clínica são a qualidade do sono, a boa gestão do estresse e as relações sociais e familiares de um indivíduo. Quem dorme pouco fica vulnerável a infecções e agrava seu risco de estresse, que conduz muitos cidadãos à ansiedade, à depressão e à obesidade. O último pilar da medicina do estilo de vida, a atenção e o cuidado com os amigos e a família, se baseia em uma triste estatística. O isolamento social aumenta as chances de uma pessoa morrer antes da hora.

O grande desafio da medicina do estilo de vida é envolver a pessoa nas estratégias de manutenção da sua saúde e, em caso de doença, no seu tratamento. Para isso, ela usa um conhecimento acumulado de mais de 40 anos, que permite que os médicos e profissionais de saúde desenhem programas individualizados para engajar os pacientes na prevenção de doenças crônicas ou na sua recuperação. Eles precisam se tornar protagonistas do seu próprio bem-estar.

Novos hábitos, mais saudáveis e definidos a partir de exames médicos preventivos, não são fundamentais apenas para as pessoas se sentirem melhor, são também um ótimo investimento nelas mesmas e na sociedade, contribuindo para reduzir o impacto cada vez maior que as doenças crônicas têm na economia. Além de afetar a produtividade nas empresas, elas consomem hoje grande parte do dinheiro gasto com saúde. Nos Estados Unidos, representam 86% de todos os custos anuais do setor. Comer mais verduras, frutas e legumes, se movimentar mais, manter suas relações sociais em dia, não abusar do álcool, dormir corretamente, gerir o estresse e fazer *check-ups* periódicos, tudo isso sai bem mais barato do que tratar doenças.

Dito tudo isso, agora é com você, leitor. Você possui todas as principais informações para ter uma vida saudável, viver mais e melhor. Dedique-se a você e, em pouco tempo, começará a sentir as diferenças. Não se esqueça de que você é seu melhor remédio! Boa sorte na caminhada e conte conosco.

BIBLIOGRAFIA

CAPÍTULO 1 – MELHOR DO QUE TRATAR É PREVENIR

DUHIGG, Charles. *O poder do hábito*. Objetiva, 2012.

ISMA-Brasil. International Stress Management Association no Brasil.

MONTAGNIER, Luc; VIALARD, Dominique. *Les Combats de la vie – mieux que guérir, prévenir*. JC Lattès, 2008.

MOYERS, Bill. *A cura e a mente*. Rocco, 1995.

URURAHY, Gilberto; ALBERT, Éric. *Emoções e saúde – Um novo olhar sobre a prevenção*. Rocco, 2015.

YANPING, L. I.; AN PAN; WANG, Dong D.; XIAORAN, Liu; KLODIAN, Dhana; FRANCO, Oscar H.; KAPTOGE, Stephen; ANGELANTONIO, Emanuele Di; STAMPFER, Meir; WILLETT, Walter C.; HU, Frank B. *The Impact of Healthy Lifestyle Factors on Life Expectancies in the US*

Population. Circulation, 30 de abril de 2018. Disponível em: https://www.hsph.harvard.edu/news/press-releases/five-healthy-lifestyle-habits/.

Link complementar: http://www.cardiometro.com.br/.

CAPÍTULO 2 – ESTRESSE, O VETOR PARA O ESTILO DE VIDA INADEQUADO

ALBERT, Éric; BELLINGHAUSEN, L.; COLLANGE, J.; Soula, M.-C. *Mesurer le stress professionnel*. Archives des Maladies Professionnelles et de l'Environnement 71 (2010) 130-138, Institut Français d'Action sur le Stress.

CREMERS e CAARS. "Síndrome de *burnout* – O que você precisa saber para enfrentar", cartilha elaborada pelo Conselho Regional de Medicina do RS (CREMERS) e a Caixa de Assistência dos Advogados do Rio Grande do Sul (CAARS). Disponível em: https://cremers.org.br/pdf/Cartilha_sindrome_de_Burnout.pdf.

JAMA Psychiatry. Disponível em: https://jamanetwork.com/journals/jamapsychiatry/article-abstract/2686049.

KABAT-ZINN, John. *Full Catastrophe Living*: Using the Wisdom of Your Body and Mind to Face Stress, Pain, and Illness. Bantam/Random House, 2013.

KUHN, Simone; HAGGARD, Patrick; BRASS, Marcel. *Differences between endogenous and exogenous emotion inhibition in the human brain* – INJ Brain Structure and Function, v. 219, 3ª edição, maio de 2014.

O'CONNOR, Richard. *Undoing Perpetual Stress*. Vencedor do prêmio: "Books for a Better Life" de 2005. Berkley Books, 2005.

PEFFER, Jeffrey. *Dying for a Paycheck* – How Modern Management Harms Employee Health and Company Performance – and What We Can Do About It (tradução livre "Morrendo por um salário" e ainda não lançado no Brasil). HarperBusiness, 2018.

URURAHY, Gilberto; ALBERT, Éric. *O cérebro emocional – As emoções e o estresse do cotidiano*. Rocco, 2005.

Link complementar:
https://pebmed.com.br/ansiedade-e-o-transtorno-mais comum-entre-os-brasileiros-durante-a-pandemia/.

CAPÍTULO 3 – VOCÊ TAMBÉM É O QUE VOCÊ COME

BBC Brasil. Disponível em: https://www.bbc.com/portuguese/brasil-45415691.

BRASIL. *Vigilância de Fatores de Risco e Proteção para Doenças crônicas por Inquérito Telefônico* (Vigitel). Ministério da Saúde, 2017. Disponível em: https://bvsms.saude.gov.br/bvs/publicacoes/vigitel_brasil_2017_vigilancia_fatores_riscos.pdf

DEPARTAMENTO de Prevenção e Controle do Câncer. Roswell Park Comprehensive Cancer Center. Disponível em: https://www.roswellpark.org/research/departments/cancer-prevention-control.

MED-RIO CHECK-UP. *Meu Prato Saudável*. Cartilha da Med-Rio Check-up. Disponível em: https://medriocheck-up.com.br/medicina_preventiva/meu-prato-saudavel/.

PLoS One. Disponível em: https://portugues.medscape.com/verartigo/6502576#vp_2.

SIMPÓSIO: Custo da Doença Crônica no Brasil. Academia Nacional de Medicina. Disponível em: https://www.anm.org.br/simposio-custo-da-doenca-cronica-no-brasil-23-de-agosto-de-2018-1a-parte/.

THE LANCET. Disponível em: https://www.ncbi.nlm.nih.gov/pubmed/22818936.

UNITED STATES DEPARTMENT OF AGRICULTURE. Center for Nutrition Policy and Promotion.

Links complementares:

http://bvsms.saude.gov.br/bvs/publicacoes/guia_alimentar_populacao_brasileira_2ed.pdf;

https://abeso.org.br/obesidade-e-sindrome-metabolica/mapa-da-obesidade/;

https://abiad.org.br/;

https://jornal.usp.br/ciencias/ciencias-da-saude/quatorze-tipos-de-cancer-estao-associados-a-obesidade/;

https://www.gov.br/saude/pt-br/assuntos/noticias/2018/junho/apesar-de-obesidade-em-alta-pesquisa-mostra-brasileiros-mais-saudaveis;

https://www.nature.com/articles/s41598-018-28526-3.

CAPÍTULO 4 – XÔ, PREGUIÇA

AAFP – American Academy OF Family Physicians. Disponível em: https://es.familydoctor.org/por-que-debo-hacer-ejercicio/?adfree=true.

BLAIR, S. N., Physical inactivity: the biggest public health problem of the 21 st century, *British Journal of Sports Medicine*, 43 (1):1-2, 2009. Disponível em: https://bjsm.bmj.com/content/43/1/1.short.

KELLY, John (MD, MPH); SHULL, Jeni (MD, MPH). Comprehensive Board Review Course Manual for 2017. American College of Lifestyle Medicine.

MED-RIO CHECK-UP. *Mexa-se – A importância de ser ativo*. Publicação da Med-Rio Check-up. Disponível em: https://www.mayoclinic.org/es-es/healthy-lifestyle/fitness/in-depth/fitness/art-20047624?p=1.

PIERCY, Katrina, Ph.D.; TROIANO, Richard P., Ph.D. *Circulation: Cardiology Quality and Outcomes* (revisão das evidências dos benefícios da atividade física), 12 de novembro de 2018.

SCIENTIFIC REPORTS. Disponível em: https://www.nature.com/articles/s41598-018-28526-3.

Link complementar:
https://www.thelancet.com/journals/lancet/article/PIIS0140-6736%2816%2930370-1/fulltext.

CAPÍTULO 5 – É HORA DE DESLIGAR

CAPPUCCIO, F. P.; D'ELIA, L.; STRAZZULLO, P.; MILLER, M. A. *Sleep duration and all-cause mortality*: a systematic review and meta-analysis of prospective studies. Sleep. 33(5):585-92, 2010.

EDINGER, J. D.; LEGGETT, M. K.; CARNEY, C. E.; MANBER, R. *Psychological and behavioral treatments for insomnia II. In*: Kryger, M.; Roth, T.; Dement, W. C., eds. *Principles and Practice of Sleep Medicine*. 6ª ed. Philadelphia, PA: Elsevier, cap. 86, 2017.

SLEEP 2017 Annual Meeting. Divulgada no 31º Annual Meeting of the Associated Professional Sleep Societies.

Links complementares:
https://healthybutsmart.com/blue-light-blocking-glasses/;
https://pebmed.com.br/60-dos-brasileiros-dormem-entre-4-e-6-horas-por-dia/;
https://portugues.medscape.com/verartigo/6501331;
https://www.health.harvard.edu/staying-healthy/blue-ligthth-as-a-dark-side;
https://www.medscape.com/viewarticle/881103;
https://www.philips.com.br/a-w/about/news/archive/standard/news/press/2018/20180312-pesquisa-sobre-o-sono-na-america-latina.html;
https://www.slideshare.net/wearesocial/digital-in-2018-global-overview-86860338;

https://www.studyfinds.org/sleep-blue-light-glasses/.

CAPÍTULO 6 – O CORAÇÃO SAUDÁVEL

AMERICAN HEART ASSOCIATION. Disponível em: https://www.heart.org/

BRASIL. *Guia alimentar para a população brasileira*. Ministério da Saúde.

GILLINOV, Marc; NISEN, Steven. *Heart 411* – The Only Guide to Heart Health You'll ever Need. Three Rivers Press, 2012.

JAMA. Intensive lifestyle changes for reversal of coronary heart disease, v. 280, n. 23, 16 de dez. de 1998. Disponível em: https://jamanetwork.com/journals/jama/fullarticle/188274.

JAMA Network. CircCardiovasc Qual Outcomes. Publicado on-line, em 12 de nov. de 2018. Publicação coincidindo com apresentação no congresso da American Heart Association.

KELLY, John (MD, MPH); SHULL, Jeni (MD, MPH), *Comprehensive Board Review Course Manual for 2017*. Certification in Lifestyle Medicine, do American College of Lifestyle Medicine.

MED-RIO CHECK-UP. *Coração saudável*. Folheto da Med-Rio Check-up.

PLUTZKY, Jorge. *Managing You Cholesterol* – A Harvard Medical School Special Health Report. Disponível em: www.health.harvard.edu.

CAPÍTULO 7 – DIAGNÓSTICO PRECOCE: O FUTURO JÁ CHEGOU

EMMONS, Karen M. (Ph.D.); COLDITZ, Graham A. (MD). Dr.P.H. N Engl J Med., 376(10): 986-990, 9 de março de 2017.

EMMONS, Karen M.; COLDITZ, Graham A. *Realizing the Potential of Cancer Prevention* – The Role of Implementation Science, 2017. Disponível em: https://www.ncbi.nlm.nih.gov/pmc/articles/PMC5473684/.

EMMONS, Karen M.; COLDITZ, Graham A. Cancer Prev Res (Phila). 11(4):171-184, abril de 2018. doi: 10.1158/1940-6207.CAPR-17-0282. Epub 8 de mar. de 2018. Colditz, G. A., Emmons, K. M. Disponível em: https://www.ncbi.nlm.nih.gov/pubmed/29519885.

MED-RIO CHECK-UP. *A importância do diagnóstico precoce*. Publicação da Med-Rio Check-up. Disponível em: https://medlineplus.gov/.

Links complementares:

http://cnsaude.org.br/wp-content/uploads/2018/11/AspectosFiscaisSau%CC%81de2018.pdf;

https://civnet.anvisa.gov.br/app/viajante/;

https://medicine.uq.edu.au/research/research-strengths/skin-cancer;

https://medlineplus.gov/spanish/skinconditions.html;

https://sbim.org.br/images/calendarios/calend-sbim-adulto.pdf;

https://www.cancer.org/cancer/stomach-cancer/causes-risks-prevention/;
https://www.cdc.gov/vaccines/adults/rec-vac/health-conditions/;
https://www.fondation-arc.org/cancer/cancer-peau/traitement-cancer;
https://www.gov.br/saude/pt-br/assuntos/saude-de-a-a-z/c/cancer-de-pele;
https://www.health.harvard.edu/staying.../checking-for-skin-cancer;
https://www.inca.gov.br/tipos-de-cancer/cancer-de-pele-nao-melanoma;
https://www.mayoclinic.org/diseases-conditions/skin-cancer/symptoms-causes/syc-20377605;
https://www.mayoclinic.org/healthy-lifestyle/stress-management/in-depth/stress-symptoms/art-20050987.

CAPÍTULO 8 – ESTILO DE VIDA SAUDÁVEL, O MELHOR REMÉDIO PARA DOENÇAS CRÔNICAS

FORD, Earl S.; BERGMANN, Manuela M.; KROGER, Janine; SCHIENKIEWITZ, Anja; WEIKERT, Cornelia; BOEING, Heiner. Healthy Living Is the Best Revenge: Findings From the European Prospective Investigation Into Cancer and Nutrition-Potsdam Study. Publicado em *Arch Intern Med.*, 2009; 169(15):1.355-1.362. Disponível em: https://pubmed.ncbi.nlm.nih.gov/19667296/;

JAMA and Archives Journals. Healthy Lifestyle Habits May Be Associated With Reduced Risk Of Chronic Disease. ScienceDaily. ScienceDaily, 12 de agosto de 2009.

KRALIK, D.; KOCH, T.; TELFORD, K. Constructions of sexuality for midlife women living with chronic illness. *Journal Of Advanced Nursing*, 35(2):180-87, 2001.

MED-RIO CHECK-UP. *Estilo de vida saudável – O remédio contra as doenças crônicas*. Publicação da Med-Rio Check-up.

MED-RIO CHECK-UP. *O verdadeiro jovem – Envelhecendo com talento*. Publicação da Med-Rio Check-up.

URURAHY, Gilberto; ALBERT, Éric. *Emoções e saúde – Um novo olhar sobre a prevenção*. Rocco, 2015.

VERSCHUREN J.; ENZLIN P.; DIJKSTRA P.; GEERTZEN J., DEKKER R. *Chronic disease and sexuality*: a generic conceptual framework. J Sex Res., 47(2):153-70, 2010. Disponível em: http://www.scielo.org.co/scielo.php?script=sci_arttext&pid=S0120-53072013000200016.

WHO. *Sexually Transmitted Infections* (STIs) [Internet]. Geneva: World Health Organization, 2016 [citado em 23 de jan. de 2018]. Disponível em: http://www.who.int/mediacentre/factsheets/fs110/en/.

Impressão e Acabamento:
BMF GRÁFICA E EDITORA